# DYSFAGIEKOOKBOEK VOOR NIEUW GEDIAGNOSTICEERDE PERSONEN

*Gemakkelijke, heerlijke en voedzame recepten voor zacht voedsel*

Peggy C. Valentine

# Hoofdstuk 1:

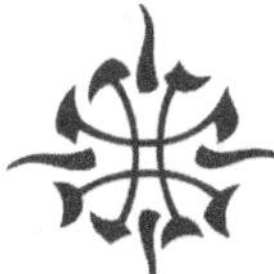



## *Een overzicht van dysfagie*

Dysfagie is een medische aandoening die het slikvermogen beïnvloedt. Het kan voorkomen bij personen van alle leeftijden, van baby's tot ouderen, en kan door verschillende factoren worden veroorzaakt. In dit gedeelte zullen we de grondbeginselen van dysfagie, de oorzaken, symptomen en mogelijke complicaties ervan onderzoeken.

In de kern verwijst dysfagie naar problemen of afwijkingen in het slikproces. Slikken is een complexe handeling waarbij de coördinatie van spieren en zenuwen in de mond, keel en slokdarm betrokken is. Wanneer dit proces wordt verstoord, kunnen individuen ongemak, pijn of zelfs het onvermogen om goed te slikken ervaren.

Er zijn twee hoofdtypen dysfagie: orofaryngeaal en slokdarm. Orofaryngeale dysfagie treedt op als er problemen zijn in de orale en faryngeale stadia van het slikken, waarbij kauwen, het vormen van een bolus (een samenhangende massa voedsel) en het in de keel drijven ervan nodig zijn. Slokdarmdysfagie daarentegen treedt op als er problemen zijn met de slokdarm, de spierbuis die voedsel van de keel naar de maag transporteert.

Dysfagie kan verschillende oorzaken hebben. Neurologische aandoeningen, zoals een beroerte, de ziekte van Parkinson of multiple sclerose, kunnen de zenuwen en spieren beïnvloeden die betrokken zijn bij het slikken. Structurele afwijkingen, zoals vernauwingen of tumoren in de keel of slokdarm, kunnen ook bijdragen aan dysfagie. Bovendien kunnen bepaalde medische behandelingen, zoals bestralingstherapie of operaties in het hoofd-halsgebied, tot slikproblemen leiden.

Het identificeren van dysfagie kan een uitdaging zijn, omdat de symptomen kunnen variëren. Veel voorkomende symptomen zijn onder meer hoesten of stikken tijdens de maaltijd, het gevoel alsof voedsel in de keel blijft steken, oprispingen, gewichtsverlies en terugkerende luchtweginfecties. Indien onbehandeld, kan dysfagie leiden tot ondervoeding, uitdroging, aspiratiepneumonie (wanneer voedsel of vloeistof de longen binnendringt) en een verminderde kwaliteit van leven.

Gelukkig zijn er verschillende diagnostische methoden en behandelingsopties beschikbaar voor mensen met dysfagie. Medische professionals, zoals logopedisten en gastro-enterologen, kunnen beoordelingen uitvoeren om de slikfunctie te evalueren. Deze beoordelingen kunnen videofluoroscopie omvatten, waarbij röntgenbeelden worden gebruikt om het slikproces te observeren, of glasvezel-endoscopische evaluatie van het slikken (FEES), waarbij een flexibele scoop door de neus wordt gevoerd om de keel en het strottenhoofd te onderzoeken tijdens het slikken.

De behandeling van dysfagie hangt af van de onderliggende oorzaak en ernst. Het kan variëren van het aanbrengen van dieetaanpassingen, zoals het veranderen van de voedseltextuur of de dikte, tot oefeningen die de slikspieren versterken. In sommige gevallen kunnen medicijnen of chirurgische ingrepen noodzakelijk zijn. Logopedisten spelen vaak een cruciale rol bij de behandeling van dysfagie en bieden sliktherapie en strategieën om de veiligheid en efficiëntie tijdens de maaltijden te verbeteren.

---

**Tips voor het omgaan met dysfagie in het dagelijks leven**

Leven met dysfagie kan unieke uitdagingen met zich meebrengen, maar met de juiste managementstrategieën kunnen individuen comfortabeler door hun dagelijks leven navigeren en het risico op complicaties verminderen. In dit gedeelte zullen we praktische tips en technieken verkennen voor het effectief omgaan met dysfagie in de dagelijkse praktijk.

1. Pas de consistentie van voedsel aan: het aanpassen van de textuur van voedsel kan het slikken gemakkelijker en veiliger maken. Afhankelijk van de specifieke behoeften van het individu, kan het zijn dat voedsel gepureerd, fijngehakt of gepureerd moet worden. Dit zorgt voor een soepelere doorgang door de keel en vermindert het risico op verstikking of aspiratie. Overleg met een logopedist of een diëtist kan advies geven over de juiste voedseltexturen.

2. Optimale voedselbereiding: Besteed aandacht aan de bereiding van maaltijden om de slikbaarheid te verbeteren. Het is belangrijk om voedsel te koken totdat het zacht en mals is, waardoor het gemakkelijker te kauwen en door te slikken is. Het snijden van voedsel in kleine, hapklare stukjes en het vermijden van harde of moeilijk te kauwen voorwerpen kan ook helpen bij het veilig doorslikken.

3. Juiste eettechnieken: Het toepassen van specifieke eettechnieken kan beter slikken ondersteunen. Neem kleinere happen en kauw het voedsel grondig voordat u het doorslikt. Vermijd haastig eten en zorg voor een ontspannen en rechtopstaande zithouding tijdens het eten. Minimaliseer afleiding tijdens de maaltijden om u te concentreren op het eetproces en veilig slikken te vergemakkelijken.

4. Voldoende vloeistofconsistentie: Het aanpassen van de consistentie van vloeistoffen kan nodig zijn voor personen met dysfagie. Verdikkingsmiddelen kunnen worden gebruikt om de viscositeit van vloeistoffen te wijzigen, waardoor ze gemakkelijker te controleren zijn en het risico op aspiratie wordt verminderd. Het is echter van cruciaal belang om de aanbevelingen van beroepsbeoefenaren in de gezondheidszorg met betrekking tot de juiste dikte voor vloeistoffen op te volgen.

5. Blijf gehydrateerd: Adequate hydratatie is essentieel voor de algehele gezondheid, inclusief het behouden van een goede slikfunctie. Als dunne vloeistoffen een uitdaging zijn, overweeg dan om van ingedikte vloeistoffen te nippen, voedsel met een hoog watergehalte te consumeren (bijvoorbeeld soepen, fruit) of strategieën te gebruiken zoals het doorslikken van meerdere kleine slokjes in plaats van grote slokjes.

6. Maaltijdomgeving: Creëer een ondersteunende omgeving tijdens de maaltijden. Minimaliseer afleidingen, zoals harde geluiden of overmatig praten, die de focus en het slikken kunnen verstoren. Ga rechtop zitten, bij voorkeur aan een tafel, en zorg voor een goede houding om het slikproces te vergemakkelijken.

7. Hulpmiddelen: Verschillende hulpmiddelen kunnen helpen bij het beheersen van dysfagie. Gespecialiseerd eetgerei, zoals schuine lepels of kopjes met tuit, kunnen het zelf eten gemakkelijker maken. Bovendien kan het gebruik van rietjes, vooral met eenrichtingskleppen of anti-aspiratiefuncties, helpen de vloeistofstroom onder controle te houden en het risico op aspiratie te verminderen.

8. Communicatie en educatie: Informeer familieleden, vrienden en verzorgers over uw dysfagieaandoening, zodat zij passende ondersteuning kunnen bieden. Het kan van vitaal belang zijn om de mensen om u heen te informeren over de tekenen van verstikking en hoe te reageren in een noodgeval. Effectieve communicatie kan helpen een veilige en begripvolle omgeving te creëren.

9. Volg medische aanbevelingen: Het is van cruciaal belang dat u zich houdt aan de adviezen en aanbevelingen van beroepsbeoefenaren in de gezondheidszorg die betrokken zijn bij de behandeling van uw dysfagie. Dit kan het bijwonen van therapiesessies bij een logopedist, het nemen van voorgeschreven medicijnen of het ondergaan van noodzakelijke medische procedures omvatten.

10. Emotionele steun: Omgaan met dysfagie kan soms een emotionele uitdaging zijn. Zoek steun bij steungroepen, online communities of adviesdiensten om in contact te komen met anderen die soortgelijke ervaringen hebben en om eventuele emotionele of psychologische aspecten van het leven met dysfagie aan te pakken.



Bij het omgaan met een aandoening als dysfagie is het opbouwen van een samenwerkingsrelatie met uw zorgteam van cruciaal belang. Door een multidisciplinaire aanpak waarbij verschillende professionals betrokken zijn, kan integrale zorg en ondersteuning worden geboden, afgestemd op uw specifieke behoeften. In dit gedeelte onderzoeken we het belang van samenwerking met uw zorgteam en bieden we advies over hoe u effectief met hen kunt samenwerken.

1. Identificeer relevante gezondheidszorgprofessionals: Begin met het identificeren van de belangrijkste gezondheidszorgprofessionals die u kunnen helpen bij het omgaan met dysfagie. Dit kan een logopedist zijn die gespecialiseerd is in slikstoornissen, een gastro-enteroloog, een diëtist en mogelijk andere specialisten, afhankelijk van de onderliggende oorzaak van uw dysfagie. Uw huisarts kan u begeleiden bij het vinden van de juiste specialisten.

2. Open en eerlijke communicatie: Het tot stand brengen van open en eerlijke communicatie met uw zorgteam is van het grootste belang. Deel uw symptomen, zorgen en eventuele veranderingen in uw toestand met hen. Wees proactief bij het bespreken van uw doelen, verwachtingen en voorkeuren voor behandeling. Effectieve communicatie helpt uw zorgverleners uw behoeften beter te begrijpen en hun aanpak daarop af te stemmen.

3. Actieve deelname: speel een actieve rol in uw gezondheidszorgtraject. Informeer uzelf over dysfagie, de oorzaken ervan en de beschikbare

behandelingsopties. Stel vragen om eventuele onzekerheden op te helderen en zoek naar uitleg voor medische terminologieën of procedures. Deze actieve deelname stelt u in staat weloverwogen beslissingen te nemen en actief bij te dragen aan uw eigen zorg.

4. Volg behandelplannen: Het naleven van behandelplannen is cruciaal voor een effectief beheer van dysfagie. Volg de instructies van uw zorgteam met betrekking tot dieetaanpassingen, medicatieregimes, therapieoefeningen en andere aanbevolen interventies. Consistentie en naleving van het voorgeschreven behandelplan kunnen tot betere resultaten leiden.

5. Regelmatige controles en monitoring: Plan regelmatig afspraken met uw zorgverleners om uw voortgang te controleren en eventuele problemen aan te pakken. Dankzij deze controles kan uw zorgteam uw toestand beoordelen, indien nodig uw behandelplan aanpassen en voortdurende ondersteuning en begeleiding bieden.

6. Samen doelen stellen: werk samen met uw zorgteam om realistische en haalbare doelen vast te stellen. Dit kan het verbeteren van de slikfunctie omvatten, het verminderen van de symptomen, het behouden of aankomen van gewicht, of het verbeteren van de algehele kwaliteit van leven. Het gezamenlijk stellen van doelen zorgt ervoor dat iedereen op één lijn zit en naar een gemeenschappelijk doel toewerkt.

7. Geïntegreerde zorg: Stimuleer coördinatie en communicatie tussen uw zorgverleners. Uw logopedist, gastro-enteroloog en diëtist moeten bijvoorbeeld samenwerken om een holistische benadering te ontwikkelen voor het omgaan met dysfagie. Wees proactief in het faciliteren van deze geïntegreerde zorg door relevante informatie en updates te delen met de leden van uw zorgteam.

8. Zoek indien nodig een second opinion: Als u zich zorgen maakt over uw diagnose of behandelplan, is het volkomen acceptabel om een second opinion te vragen. Een andere beroepsbeoefenaar in de gezondheidszorg met expertise op het gebied van dysfagie kan een nieuw perspectief bieden

en alternatieve aanbevelingen doen. Vergeet niet dat het uw gezondheid is en dat u het recht heeft om verschillende opties te verkennen.

9. Emotionele steun: Omgaan met dysfagie kan een emotionele uitdaging zijn. Uw zorgteam kan begeleiding en ondersteuning bieden, maar aarzel niet om indien nodig aanvullende emotionele steun te zoeken. Steungroepen, adviesdiensten of online communities kunnen waardevolle inzichten, advies en een gevoel van kameraadschap bieden met anderen die met soortgelijke uitdagingen worden geconfronteerd.

10. Langetermijnbehandeling: Dysfagie kan een langetermijnbehandeling vereisen, en uw zorgteam zal een cruciale rol spelen in dit proces. Blijf betrokken bij uw zorgverleners, woon vervolgafspraken bij en communiceer eventuele wijzigingen of zorgen onmiddellijk. Regelmatige monitoring en voortdurende samenwerking met uw zorgteam kunnen ervoor zorgen dat uw managementplan zich naar behoefte ontwikkelt.

## Gemodificeerde voedseltexturen en verdikte vloeistoffen

Gemodificeerde voedseltexturen en verdikte vloeistoffen zijn veel voorkomende interventies bij de behandeling van dysfagie. Deze aanpassingen helpen mensen met slikproblemen veilig voedsel en vloeistoffen te consumeren, verminderen het risico op verstikking of aspiratie en verbeteren de algehele slikfunctie. Laten we gewijzigde voedseltexturen en verdikte vloeistoffen in meer detail onderzoeken:

**Gemodificeerde voedseltexturen:**

1. Gepureerd: Voedsel wordt gemengd tot een gladde, samenhangende textuur zonder klontjes of vaste stukken. Gepureerd voedsel wordt vaak gebruikt voor mensen met ernstige slikproblemen of die moeite hebben met het kauwen en omgaan met grotere voedseldeeltjes.

2. Gehakt: Voedsel wordt fijngehakt in kleine, gemakkelijk hanteerbare stukjes. De textuur is zachter en minder samenhangend dan gepureerd voedsel, waardoor individuen de bolus effectiever kunnen controleren tijdens het slikken.

3. Gepureerd: Voedsel wordt gepureerd of gepureerd met vloeistoffen om een zachte en samenhangende textuur te creëren. Gepureerd voedsel behoudt enige textuur en kan kleine, zachte klontjes bevatten, waardoor het geschikt is voor mensen met matige slikproblemen.

4. Zacht: Voedingsmiddelen die van nature zacht zijn of gekookt zijn tot ze een zachte consistentie hebben. Voedsel met een zachte textuur is gemakkelijker te kauwen en door te slikken, waardoor het beter hanteerbaar is voor mensen met milde slikproblemen.

De specifieke textuuraanpassingen die nodig zijn, zullen afhangen van het slikvermogen van een individu en de aanbevelingen van zijn zorgteam. Logopedisten en diëtisten spelen vaak een belangrijke rol bij het bepalen van de juiste voedseltexturen op basis van individuele behoeften en slikbeoordelingen.

**Verdikte vloeistoffen:**

Het verdikken van vloeistoffen is een andere strategie die wordt gebruikt om dysfagie te beheersen. Verdikte vloeistoffen helpen de stroom onder controle te houden en verminderen het risico op aspiratie. De consistentie van verdikte vloeistoffen wordt aangepast op basis van het slikvermogen van een individu en aanbevelingen van beroepsbeoefenaren in de gezondheidszorg. Veel voorkomende verdikkingsmiddelen zijn onder meer:

1. Verdikkingspoeders: In de handel verkrijgbare poeders, zoals gemodificeerd voedselzetmeel of xanthaangom, kunnen aan vloeistoffen worden toegevoegd om hun viscositeit te verhogen. Deze poeders zijn verkrijgbaar in verschillende diktes, variërend van nectardik, honingdik tot puddingdik.

2. Verdikkingsgels: Sommige verdikkingsmiddelen hebben de vorm van een gel, die met vloeistoffen kan worden gemengd om de gewenste consistentie te bereiken. Deze gels zijn vaak vooraf afgemeten en worden voor het gemak in individuele verpakkingen geleverd.

Het is belangrijk om de specifieke instructies van beroepsbeoefenaren in de gezondheidszorg op te volgen met betrekking tot de juiste dikte voor vloeistoffen. Het gebruik van de juiste consistentie zorgt voor veilig slikken en vermindert het risico op aspiratiepneumonie.

Het is vermeldenswaard dat hoewel gewijzigde voedseltexturen en ingedikte vloeistoffen de veiligheid tijdens het slikken kunnen verbeteren, ze de zintuiglijke ervaring van eten en drinken kunnen beïnvloeden. Samenwerken met een logopedist en diëtist kan helpen de balans te vinden tussen veiligheid en behoud van plezier en voedingsinname.

Houd er rekening mee dat individuele behoeften kunnen variëren en dat het essentieel is om met beroepsbeoefenaren in de gezondheidszorg te overleggen om de meest geschikte aangepaste voedseltexturen en verdikte vloeistoffen voor uw specifieke aandoening en slikvermogen te bepalen.

### *Essentiële keukenhulpmiddelen voor koken met dysfagie*

Bij het beheersen van dysfagie kan het hebben van het juiste keukengereedschap de maaltijdbereiding eenvoudiger maken en ervoor zorgen dat aangepast voedsel veilig en efficiënt wordt bereid. Hier zijn enkele essentiële keukenhulpmiddelen die nuttig kunnen zijn bij het koken voor dysfagie:

1. Blender of keukenmachine: Een hoogwaardige blender of keukenmachine is essentieel voor het creëren van gepureerde of gehakte texturen. Deze apparaten kunnen voedsel effectief mengen of hakken tot een gladde of fijngehakte consistentie, waardoor het gemakkelijker door te slikken is.

2. Zeef of zeef: Een fijnmazige zeef of zeef kan worden gebruikt om eventuele klontjes of vaste deeltjes uit gepureerd voedsel te verwijderen, waardoor een gladdere textuur wordt gegarandeerd. Dit is vooral handig bij het bereiden van gepureerde soepen, sauzen of fruit.

3. Voedselmolen: Een voedselmolen is een handmatig keukengereedschap dat kan worden gebruikt om gekookt voedsel te pureren of te zeven. Het helpt bij het verwijderen van schillen, zaden en vezelige delen van fruit en groenten, wat resulteert in een gladde en uniforme textuur.

4. Staafmixer: Een staafmixer, ook wel handblender genoemd, is een veelzijdig hulpmiddel dat direct in potten of containers kan worden gebruikt om soepen, sauzen of ander gekookt voedsel te mengen. Het elimineert de noodzaak om hete vloeistoffen naar een aparte blender over te brengen.

5. Chopper of hakmolen: Een hakmolen of hakmolen kan handig zijn voor het fijnhakken of fijnhakken van voedsel. Het kan het proces sneller en efficiënter maken, vooral bij het bereiden van gehakte texturen voor recepten.

6. Voedselweegschaal: Een voedselweegschaal helpt bij het nauwkeurig meten van ingrediënten, vooral bij het volgen van specifieke recepten of voedingsrichtlijnen. Het zorgt voor nauwkeurige metingen voor aangepaste voedselbereiding en portiecontrole.

7. Maatbekers en lepels: Het hebben van een set maatbekers en lepels is essentieel voor het nauwkeurig doseren en afmeten van ingrediënten. Dit is vooral belangrijk bij het volgen van aangepaste recepten of dieetaanbevelingen.

8. Antislip snijplank: een antislip snijplank zorgt voor stabiliteit en voorkomt dat deze wegglijdt tijdens de voedselbereiding. Zoek naar een snijplank met rubberen handgrepen of antislipvoetjes om de veiligheid te garanderen tijdens het snijden of hakken van ingrediënten.

9. Adaptief keukengerei: Adaptief keukengerei, zoals schuine lepels of keukengerei met opgebouwde handgrepen, kan nuttig zijn voor personen met beperkte behendigheid of motorische controle. Deze gebruiksvoorwerpen maken zelfvoeding gemakkelijker en comfortabeler.

10. Maatbekers voor verdikkingsmiddelen: Als u regelmatig verdikte vloeistoffen bereidt, kunt u maatbekers gebruiken die speciaal zijn ontworpen voor verdikkingsmiddelen om nauwkeurige en consistente metingen te garanderen. Deze kopjes zijn voor het gemak gelabeld met verdikte vloeistofniveaus (bijvoorbeeld nectardik, honingdik).

Vergeet niet om dit keukengereedschap goed schoon te maken en te onderhouden om de voedselveiligheid en hygiëne te garanderen. Raadpleeg bovendien een logopedist of diëtist voor specifieke aanbevelingen over aangepaste voedselbereiding en geschikt keukengerei op basis van uw individuele behoeften.

Het hebben van het juiste keukengereedschap kan het proces van het bereiden van aangepast voedsel voor dysfagie vereenvoudigen, waardoor de maaltijd veiliger en aangenamer wordt.

## Hoofdstuk 2:

**GLADDE PUREE**

***Romige Pompoensoep:***

- Bereidingstijd: 15 minuten

- Kooktijd: 40 minuten

- Porties: 4

Ingrediënten:

- 1 flespompoen, geschild, zonder zaadjes en in blokjes

- 1 ui, gehakt

- 2 teentjes knoflook, fijngehakt

- 1 eetlepel olijfolie

- 4 kopjes groente- of kippenbouillon

- 1/2 theelepel gemalen kaneel

- 1/4 theelepel gemalen nootmuskaat

- Zout en peper naar smaak

- Optionele toppings: een scheutje room, geroosterde pompoenpitten of gehakte verse kruiden

Routebeschrijving:

1. Verhit de olijfolie in een grote pan op middelhoog vuur. Voeg de gesnipperde ui en de gehakte knoflook toe en bak tot ze doorschijnend en geurig worden.

2. Voeg de in blokjes gesneden pompoen, kaneel, nootmuskaat, zout en peper toe aan de pot. Roer goed om de pompoen met de kruiden te bedekken.

3. Giet de groente- of kippenbouillon erbij en zorg ervoor dat de pompoen volledig bedekt is. Breng het mengsel aan de kook, zet het vuur laag, dek de pan af en laat ongeveer 30 minuten sudderen, of tot de pompoen gaar is.

4. Gebruik een staafmixer of doe het mengsel in gedeelten in een blender om de soep glad en romig te pureren.

5. Doe de soep terug in de pan en verwarm nog een paar minuten op laag vuur, terwijl je af en toe roert. Pas de kruiden indien nodig aan.

6. Serveer de romige pompoensoep warm, gegarneerd met een scheutje room, geroosterde pompoenpitten of indien gewenst gehakte verse kruiden.

Voedingswaarde: (per portie - zonder toppings)

- Calorieën: 150

- Vet: 4 g

- Koolhydraten: 30 g

- Vezels: 6 g

- Eiwit: 3 g

*Zijdezachte wortel-gemberpuree:*

- Bereidingstijd: 10 minuten

- Kooktijd: 25 minuten

- Porties: 4

Ingrediënten:

- 1 pond wortelen, geschild en in stukjes gesneden

- 1 kleine ui, gehakt

- 2 teentjes knoflook, fijngehakt

- 1 eetlepel verse gember, geraspt

- 4 kopjes groentebouillon

- 1 eetlepel olijfolie

- Zout en peper naar smaak

- Optionele toppings: een klodder Griekse yoghurt, gehakte verse kruiden of geroosterde sesamzaadjes

Routebeschrijving:

1. Verhit de olijfolie in een grote pan op middelhoog vuur. Voeg de gesnipperde ui, gehakte knoflook en geraspte gember toe. Fruit tot de ui doorschijnend en geurig wordt.

2. Voeg de gehakte wortels toe aan de pot en roer goed om te combineren met het uienmengsel.

3. Giet de groentebouillon erbij en zorg ervoor dat de wortels volledig bedekt zijn. Breng het mengsel aan de kook, zet het vuur laag, dek de pan af en laat ongeveer 20-25 minuten sudderen, of tot de wortels gaar zijn.

4. Gebruik een staafmixer of doe het mengsel in gedeelten in een blender om de soep zijdezacht te pureren.

5. Doe de gepureerde soep terug in de pan en verwarm nog een paar minuten op laag vuur, terwijl je af en toe roert. Breng op smaak met zout en peper.

6. Serveer de zijdezachte wortel-gemberpuree warm, gegarneerd met een klodder Griekse yoghurt, gehakte verse kruiden of eventueel geroosterd sesamzaad.

Voedingswaarde: (per portie - zonder toppings)

- Calorieën: 110

- Vet: 3 g

- Koolhydraten: 20 g

- Vezels: 5 g

- Eiwit: 2 g

### *Fluweelzachte Aardappelpreisoep:*

- Bereidingstijd: 15 minuten

- Kooktijd: 30 minuten

- Porties: 4

Ingrediënten:

- 4 middelgrote aardappelen, geschild en in blokjes

- 2 preien, alleen de witte en lichtgroene delen, in plakjes gesneden

- 2 teentjes knoflook, fijngehakt

- 4 kopjes groente- of kippenbouillon

- 1 eetlepel boter

- 1/2 kopje slagroom

- Zout en peper naar smaak

- Optionele toppings: gehakte bieslook, knapperige spekblokjes of geraspte kaas

Routebeschrijving:

1. Smelt de boter in een grote pan op middelhoog vuur. Voeg de gesneden prei en de gehakte knoflook toe en bak tot ze zacht en geurig worden.

2. Voeg de in blokjes gesneden aardappelen toe aan de pan en roer goed om te combineren met de prei en knoflook.

3. Giet de groente- of kippenbouillon erbij en zorg ervoor dat de aardappelen volledig bedekt zijn. Breng het mengsel aan de kook, zet het vuur laag, dek de pan af en laat ongeveer 20-25 minuten koken, of tot de aardappelen gaar zijn.

4. Gebruik een staafmixer of doe het mengsel in gedeelten in een blender om de soep tot een fluweelzachte puree te pureren.

5. Doe de gepureerde soep terug in de pan en roer de slagroom erdoor. Verwarm nog een paar minuten op laag vuur, af en toe roeren. Breng op smaak met peper en zout.

6. Serveer de fluweelzachte aardappel-preisoep warm, gegarneerd met gehakte bieslook, knapperige spekblokjes of eventueel geraspte kaas.

Voedingswaarde: (per portie - zonder toppings)

- Calorieën: 250

- Vet: 14 g

- Koolhydraten: 28 g

- Vezels: 3g

- Eiwit: 4 g

<table>
<tr><td>Gladde puree van spinazie en feta:</td></tr>
</table>

- Bereidingstijd: 10 minuten

- Kooktijd: 10 minuten

- Porties: 4

Ingrediënten:

- 8 ons verse spinazieblaadjes

- 1/2 kopje verkruimelde fetakaas

- 2 teentjes knoflook, fijngehakt

- 1 eetlepel olijfolie

- 1/4 theelepel gedroogde oregano

- Zout en peper naar smaak

Routebeschrijving:

1. Verhit de olijfolie in een grote koekenpan op middelhoog vuur. Voeg de gehakte knoflook toe en bak tot het geurig is.

2. Voeg de spinazieblaadjes toe aan de koekenpan en kook tot ze geslonken zijn, af en toe roerend. Dit duurt ongeveer 3-5 minuten.

3. Haal de koekenpan van het vuur en laat de spinazie iets afkoelen.

4. Doe de gekookte spinazie, verkruimelde fetakaas, gedroogde oregano, zout en peper in een blender of keukenmachine en mix tot een gladde en romige massa.

5. Pas indien nodig de kruiden aan.

6. Serveer de gladde puree van spinazie en feta warm of op kamertemperatuur.

Voeding: (per portie)

- Calorieën: 120

- Vet: 9 g

- Koolhydraten: 5 g

- Vezels: 2 g

- Eiwit: 6 g

---

### *Romige bloemkoolpuree:*

- Bereidingstijd: 10 minuten

- Kooktijd: 20 minuten

- Porties: 4

Ingrediënten:

- 1 grote bloemkoolkroon, in roosjes gesneden

- 2 teentjes knoflook, fijngehakt

- 2 eetlepels boter

- 1/4 kopje slagroom

- Zout en peper naar smaak

- Optionele toppings: gehakte verse kruiden of geraspte Parmezaanse kaas

Routebeschrijving:

1. Stoom of kook de bloemkoolroosjes tot ze heel zacht zijn. Dit duurt ongeveer 10-15 minuten.

2. Smelt de boter in een kleine pan op laag vuur. Voeg de gehakte knoflook toe en kook tot het geurig is, af en toe roerend.

3. Giet de gekookte bloemkool af en doe hem in een grote kom.

4. Giet het gesmolten boter-knoflookmengsel over de bloemkool. Voeg de slagroom toe.

5. Gebruik een aardappelstamper of een staafmixer om de bloemkool fijn te pureren of te blenden tot hij romig en glad is. Voeg indien nodig meer room toe voor de gewenste consistentie.

6. Breng op smaak met zout en peper.

7. Serveer de romige bloemkoolpuree warm, eventueel gegarneerd met gehakte verse kruiden of geraspte Parmezaanse kaas.

Voedingswaarde: (per portie - zonder toppings)

- Calorieën: 120

- Vet: 10 g

- Koolhydraten: 6 g

- Vezels: 3g

- Eiwit: 3 g

Houd er rekening mee dat de verstrekte voedingsinformatie bij benadering is en kan variëren op basis van specifieke ingrediënten en portiegroottes.

## *Bisque van geroosterde rode paprika en tomaten:*

- Bereidingstijd: 15 minuten

- Kooktijd: 40 minuten

- Porties: 4

Ingrediënten:

- 2 rode paprika's

- 4 middelgrote tomaten

- 1 ui, gehakt

- 2 teentjes knoflook, fijngehakt

- 2 eetlepels olijfolie

- 4 kopjes groente- of kippenbouillon

- 1/2 kopje slagroom

- Zout en peper naar smaak

- Optionele toppings: een toefje zure room of Griekse yoghurt, vers gehakte basilicum of peterselie

Routebeschrijving:

1. Verwarm de oven voor op 200 °C.

2. Snij de rode paprika doormidden en verwijder de zaadjes en steeltjes. Leg ze samen met de hele tomaten op een bakplaat. Besprenkel met olijfolie en bestrooi met zout en peper.

3. Rooster de paprika's en tomaten in de voorverwarmde oven gedurende ongeveer 25-30 minuten of tot de schil verkoold is en blaren vertoont.

4. Haal de bakplaat uit de oven en laat de paprika's en tomaten iets afkoelen. Haal het vel van de paprika's en tomaten af.

5. Verhit de olijfolie in een grote pan op middelhoog vuur. Voeg de gesnipperde ui en de gehakte knoflook toe en bak tot ze doorschijnend en geurig worden.

6. Voeg de geroosterde paprika's en tomaten toe aan de pot, samen met de groente- of kippenbouillon. Breng het mengsel aan de kook, zet het vuur laag, dek de pan af en laat het ongeveer 15 minuten sudderen, zodat de smaken zich kunnen vermengen.

7. Gebruik een staafmixer of doe het mengsel in gedeelten in een blender om de soep tot een gladde massa te pureren.

8. Doe de gepureerde soep terug in de pan en roer de slagroom erdoor. Verwarm nog een paar minuten op laag vuur, af en toe roeren. Breng op smaak met zout en peper.

9. Serveer de geroosterde bisque van rode paprika en tomaat warm, gegarneerd met een klodder zure room of Griekse yoghurt en indien gewenst vers gehakte basilicum of peterselie.

Voedingswaarde: (per portie - zonder toppings)

- Calorieën: 180

- Vet: 13 g

- Koolhydraten: 15 g

- Vezels: 3 g

- Eiwit: 4 g

## Broccoli en Cheddarpuree:

- Bereidingstijd: 10 minuten

- Kooktijd: 15 minuten

- Porties: 4

Ingrediënten:

- 2 kopjes broccoliroosjes

- 1 kleine ui, gehakt

- 2 teentjes knoflook, fijngehakt

- 2 eetlepels boter

- 2 kopjes groente- of kippenbouillon

- 1 kop geraspte cheddarkaas

- Zout en peper naar smaak

Routebeschrijving:

1. Smelt de boter in een middelgrote pan op middelhoog vuur. Voeg de gesnipperde ui en de gehakte knoflook toe en bak tot ze doorschijnend en geurig worden.

2. Voeg de broccoliroosjes toe aan de pan, samen met de groente- of kippenbouillon. Breng het mengsel aan de kook, zet het vuur laag, dek de pan af en laat ongeveer 10-12 minuten koken, of tot de broccoli gaar is.

3. Gebruik een staafmixer of doe het mengsel in gedeelten in een blender om de soep tot een gladde massa te pureren.

4. Doe de gepureerde soep terug in de pan en roer de geraspte cheddarkaas erdoor. Verwarm op laag vuur tot de kaas gesmolten is en in de soep is opgenomen.

5. Breng op smaak met zout en peper.

6. Serveer de broccoli-cheddarpuree warm.

Voeding: (per portie)

- Calorieën: 200

- Vet: 15 g

- Koolhydraten: 8 g

- Vezels: 2 g

- Eiwit: 9 g

---

### *Troostende Champignonroomsoep:*

- Bereidingstijd: 10 minuten

- Kooktijd: 25 minuten

- Porties: 4

Ingrediënten:

- 16 ons champignons, in plakjes gesneden

- 1 ui, gehakt

- 2 teentjes knoflook, fijngehakt

- 2 eetlepels boter

- 4 kopjes groente- of kippenbouillon

- 1 kopje slagroom

- 2 eetlepels bloem voor alle doeleinden (optioneel, voor verdikking)

- Zout en peper naar smaak

- Optionele toppings: gebakken champignons, gehakte verse peterselie

Routebeschrijving:

1. Smelt de boter in een grote pan op middelhoog vuur. Voeg de gesnipperde ui en de gehakte knoflook toe en bak tot ze doorschijnend en geurig worden.

2. Voeg de gesneden champignons toe aan de pan en kook tot ze hun vocht loslaten en zacht worden, af en toe roerend. Dit duurt ongeveer 8-10 minuten.

3. Giet de groente- of kippenbouillon erbij en breng het mengsel aan de kook. Laat het ongeveer 10 minuten sudderen, zodat de smaken zich kunnen ontwikkelen.

4. Gebruik een staafmixer of doe het mengsel in gedeelten in een blender om de soep tot een gladde massa te pureren. Als je de voorkeur geeft aan een grovere textuur, kun je deze stap overslaan en wat champignonstukjes achterlaten.

5. Doe de gepureerde soep terug in de pan en roer de slagroom erdoor. Als u de voorkeur geeft aan een dikkere consistentie, kunt u 2 eetlepels bloem voor alle doeleinden met een beetje water mengen tot een papje en dit aan de soep toevoegen. Kook nog eens 5 minuten, onder voortdurend roeren, tot de soep dikker wordt.

6. Breng op smaak met zout en peper.

7. Serveer de geruststellende champignonroomsoep warm, gegarneerd met gebakken champignons en indien gewenst gehakte verse peterselie.

Voedingswaarde: (per portie - zonder toppings)

- Calorieën: 240

- Vet: 20 g

- Koolhydraten: 11 g

- Vezels: 2 g

- Eiwit: 5 g

---

## *Romige puree van asperges en Parmezaanse kaas:*

- Bereidingstijd: 10 minuten

- Kooktijd: 20 minuten

- Porties: 4

Ingrediënten:

- 1 bos asperges, uiteinden afgesneden en in stukken van 1 inch gesneden

- 1 kleine ui, gehakt

- 2 teentjes knoflook, fijngehakt

- 2 eetlepels boter

- 4 kopjes groente- of kippenbouillon

- 1/2 kopje geraspte Parmezaanse kaas

- 1/4 kopje slagroom

- Zout en peper naar smaak

Routebeschrijving:

1. Smelt de boter in een middelgrote pan op middelhoog vuur. Voeg de gesnipperde ui en de gehakte knoflook toe en bak tot ze doorschijnend en geurig worden.

2. Voeg de asperges toe aan de pan en bak ze ongeveer 5 minuten tot ze licht gaar zijn.

3. Giet de groente- of kippenbouillon erbij en breng het mengsel aan de kook. Laat het ongeveer 10-12 minuten sudderen, of tot de asperges volledig gaar en zacht zijn.

4. Gebruik een staafmixer of doe het mengsel in gedeelten in een blender om de soep tot een gladde massa te pureren.

5. Doe de gepureerde soep terug in de pan en roer de geraspte Parmezaanse kaas en slagroom erdoor. Verwarm op laag vuur tot de kaas gesmolten is en in de soep is opgenomen.

6. Breng op smaak met zout en peper.

7. Serveer de romige puree van asperges en Parmezaanse kaas warm.

Voeding: (per portie)

- Calorieën: 180

- Vet: 13 g

- Koolhydraten: 8 g

- Vezels: 3 g

- Eiwit: 8 g

---

### *Zoete en hartige pompoenpuree:*

- Bereidingstijd: 10 minuten

- Kooktijd: 25 minuten

- Porties: 4

Ingrediënten:

- 2 kopjes pompoenpuree (ingeblikt of zelfgemaakt)

- 1 kleine ui, gehakt

- 2 teentjes knoflook, fijngehakt

- 2 eetlepels boter

- 4 kopjes groente- of kippenbouillon

- 1/2 kop kokosmelk (of slagroom)

- 1 eetlepel ahornsiroop (optioneel, voor zoetigheid)

- 1/2 theelepel gemalen kaneel

- 1/4 theelepel gemalen nootmuskaat

- Zout en peper naar smaak

- Optionele toppings: geroosterde pompoenpitten, een scheutje kokosmelk, gehakte verse bieslook

Routebeschrijving:

1. Smelt de boter in een grote pan op middelhoog vuur. Voeg de gesnipperde ui en de gehakte knoflook toe en bak tot ze doorschijnend en geurig worden.

2. Voeg de pompoenpuree toe aan de pot en roer goed om te combineren met de ui en knoflook.

3. Giet de groente- of kippenbouillon erbij en breng het mengsel aan de kook. Laat het ongeveer 10-12 minuten sudderen, zodat de smaken zich kunnen ontwikkelen.

4. Roer de kokosmelk (of slagroom), ahornsiroop (indien gebruikt), gemalen kaneel en gemalen nootmuskaat erdoor. Blijf nog 5 minuten koken.

5. Breng op smaak met zout en peper.

6. Serveer de zoete en hartige pompoenpuree warm, gegarneerd met geroosterde pompoenpitten, een scheutje kokosmelk en eventueel gehakte verse bieslook.

Voedingswaarde: (per portie - zonder toppings)

- Calorieën: 180

- Vet: 11 g

- Koolhydraten: 19 g

- Vezels: 4g

- Eiwit: 4 g



## *Romige spinazie-ricottapuree:*

- Bereidingstijd: 10 minuten

- Kooktijd: 15 minuten

- Porties: 4

Ingrediënten:

- 1 pond verse spinazieblaadjes

- 1 kleine ui, gehakt

- 2 teentjes knoflook, fijngehakt

- 2 eetlepels olijfolie

- 1 kopje ricottakaas

- 4 kopjes groente- of kippenbouillon

- Zout en peper naar smaak

- Optionele toppings: geraspte Parmezaanse kaas, een scheutje olijfolie

Routebeschrijving:

1. Verhit de olijfolie in een grote pan op middelhoog vuur. Voeg de gesnipperde ui en de gehakte knoflook toe en bak tot ze doorschijnend en geurig worden.

2. Voeg de verse spinazieblaadjes toe aan de pan en kook tot ze geslonken zijn, af en toe roerend. Dit duurt ongeveer 5 minuten.

3. Giet de groente- of kippenbouillon erbij en breng het mengsel aan de kook. Laat het ongeveer 5-7 minuten sudderen, zodat de smaken zich kunnen vermengen.

4. Gebruik een staafmixer of doe het mengsel in gedeelten in een blender om de soep tot een gladde massa te pureren.

5. Doe de gepureerde soep terug in de pan en roer de ricotta erdoor. Verwarm op laag vuur tot de kaas gesmolten is en in de soep is opgenomen.

6. Breng op smaak met zout en peper.

7. Serveer de romige puree van spinazie en ricotta warm, gegarneerd met geraspte Parmezaanse kaas en eventueel een scheutje olijfolie.

Voedingswaarde: (per portie - zonder toppings)

- Calorieën: 220

- Vet: 16 g

- Koolhydraten: 10 g

- Vezels: 3 g

- Eiwit: 12 g

***Romige zoete aardappelpuree:***

- Bereidingstijd: 10 minuten

- Kooktijd: 25 minuten

- Porties: 4

Ingrediënten:

- 2 grote zoete aardappelen, geschild en in blokjes

- 1 kleine ui, gehakt

- 2 teentjes knoflook, fijngehakt

- 2 eetlepels boter

- 4 kopjes groente- of kippenbouillon

- 1/2 kop kokosmelk (of slagroom)

- 1/2 theelepel gemalen kaneel

- 1/4 theelepel gemalen nootmuskaat

- Zout en peper naar smaak

- Optionele toppings: geroosterde pecannoten, een snufje kaneel

Routebeschrijving:

1. Smelt de boter in een middelgrote pan op middelhoog vuur. Voeg de gesnipperde ui en de gehakte knoflook toe en bak tot ze doorschijnend en geurig worden.

2. Voeg de in blokjes gesneden zoete aardappelen toe aan de pan en kook ongeveer 5 minuten, af en toe roerend.

3. Giet de groente- of kippenbouillon erbij en breng het mengsel aan de kook. Laat het ongeveer 15-20 minuten sudderen, of tot de zoete aardappelen gaar zijn.

4. Gebruik een staafmixer of doe het mengsel in gedeelten in een blender om de soep tot een gladde massa te pureren.

5. Doe de gepureerde soep terug in de pan en roer de kokosmelk (of slagroom), gemalen kaneel en gemalen nootmuskaat erdoor. Verwarm nog een paar minuten op laag vuur, af en toe roeren.

6. Breng op smaak met zout en peper.

7. Serveer de romige zoete aardappelpuree warm, gegarneerd met geroosterde pecannoten en eventueel een snufje kaneel.

Voedingswaarde: (per portie - zonder toppings)

- Calorieën: 250

- Vet: 12 g

- Koolhydraten: 33 g

- Vezels: 5 g

- Eiwit: 4 g

---

## *Gladde erwten- en muntsoep:*

- Bereidingstijd: 10 minuten

- Kooktijd: 15 minuten

- Porties: 4

Ingrediënten:

- 2 kopjes diepvrieserwten

- 1 kleine ui, gehakt

- 2 teentjes knoflook, fijngehakt

- 2 eetlepels boter

- 4 kopjes groente- of kippenbouillon

- 1/4 kop verse muntblaadjes

- 1/4 kopje slagroom

- Zout en peper naar smaak

- Optionele toppings: een klodder Griekse yoghurt, vers gehakte munt

Routebeschrijving:

1. Smelt de boter in een grote pan op middelhoog vuur. Voeg de gesnipperde ui en de gehakte knoflook toe en bak tot ze doorschijnend en geurig worden.

2. Voeg de bevroren erwten toe aan de pan en kook ongeveer 2-3 minuten tot ze warm zijn.

3. Giet de groente- of kippenbouillon erbij en breng het mengsel aan de kook. Laat het ongeveer 5-7 minuten sudderen, zodat de smaken zich kunnen vermengen.

4. Voeg de verse muntblaadjes toe aan de pot en roer goed.

5. Gebruik een staafmixer of doe het mengsel in gedeelten in een blender om de soep tot een gladde massa te pureren.

6. Doe de gepureerde soep terug in de pan en roer de slagroom erdoor. Verwarm nog een paar minuten op laag vuur, af en toe roeren.

7. Breng op smaak met zout en peper.

8. Serveer de gladde erwten-muntsoep warm, gegarneerd met een klodder Griekse yoghurt en eventueel vers gehakte munt.

Voedingswaarde: (per portie - zonder toppings)

- Calorieën: 180

- Vet: 10 g

- Koolhydraten: 18 g

- Vezels: 5 g

- Eiwit: 6 g



- Bereidingstijd: 10 minuten

- Kooktijd: 0 minuten

- Porties: 4

Ingrediënten:

- 2 rijpe avocado's, ontpit en geschild

- 1 grote komkommer, geschild en in stukjes gesneden

- 1/4 kopje verse korianderblaadjes

- 2 eetlepels limoensap

- 1 kop groente- of kippenbouillon

- Zout en peper naar smaak

- Optionele toppings: in blokjes gesneden komkommer, gehakte koriander

Routebeschrijving:

1. Meng in een blender of keukenmachine de rijpe avocado's, de gehakte komkommer, de verse korianderblaadjes, het limoensap en de groente- of kippenbouillon.

2. Meng tot een glad en romig mengsel.

3. Breng op smaak met zout en peper.

4. Serveer de romige avocado-komkommerpuree gekoeld of op kamertemperatuur.

5. Garneer indien gewenst met in blokjes gesneden komkommer en gehakte koriander.

Voedingswaarde: (per portie - zonder toppings)

- Calorieën: 200

- Vet: 16 g

- Koolhydraten: 14 g

- Vezels: 9 g

- Eiwit: 4 g

---

### *Romige courgette- en basilicumsoep:*

- Bereidingstijd: 10 minuten

- Kooktijd: 20 minuten

- Porties: 4

Ingrediënten:

- 2 middelgrote courgettes, gehakt

- 1 kleine ui, gehakt

- 2 teentjes knoflook, fijngehakt

- 2 eetlepels olijfolie

- 4 kopjes groente- of kippenbouillon

- 1/2 kopje verse basilicumblaadjes

- 1/2 kopje slagroom

- Zout en peper naar smaak

- Optionele toppings: een scheutje olijfolie, verse basilicumblaadjes

Routebeschrijving:

1. Verhit de olijfolie in een grote pan op middelhoog vuur. Voeg de gesnipperde ui en de gehakte knoflook toe en bak tot ze doorschijnend en geurig worden.

2. Voeg de gehakte courgettes toe aan de pan en kook ongeveer 5 minuten tot ze lichtjes zacht zijn.

3. Giet de groente- of kippenbouillon erbij en breng het mengsel aan de kook. Laat het ongeveer 10-15 minuten sudderen, of tot de courgettes gaar zijn.

4. Voeg de verse basilicumblaadjes toe aan de pot en roer goed.

5. Gebruik een staafmixer of doe het mengsel in gedeelten in een blender om de soep tot een gladde massa te pureren.

6. Doe de gepureerde soep terug in de pan en roer de slagroom erdoor. Verwarm nog een paar minuten op laag vuur, af en toe roeren.

7. Breng op smaak met zout en peper.

8. Serveer de romige courgette-basilicumsoep warm, gegarneerd met een scheutje olijfolie en eventueel verse basilicumblaadjes.

Voedingswaarde: (per portie - zonder toppings)

- Calorieën: 220

- Vet: 18 g

- Koolhydraten: 10 g

- Vezels: 2 g

- Eiwit: 4 g

---

### *Puree van geroosterde knoflook en witte bonen:*

- Bereidingstijd: 10 minuten

- Kooktijd: 45 minuten

- Porties: 4

Ingrediënten:

- 1 hele bol knoflook

- 2 eetlepels olijfolie

- 1 blikje witte bonen (15 ons), uitgelekt en afgespoeld

- 2 eetlepels citroensap

- 1/4 kop verse peterselie, gehakt

- Zout en peper naar smaak

- Optionele toppings: scheutje olijfolie, gehakte peterselie

Routebeschrijving:

1. Verwarm de oven voor op 200 °C.

2. Snijd de bovenkant van de knoflookbol af, zodat de teentjes zichtbaar worden. Leg de knoflook op een stuk aluminiumfolie en besprenkel met olijfolie. Wikkel de knoflook stevig in de folie.

3. Rooster de knoflook in de voorverwarmde oven gedurende ongeveer 30-40 minuten of tot de teentjes zacht en goudbruin zijn.

4. Laat de geroosterde knoflook iets afkoelen en knijp vervolgens de teentjes uit de schil in een blender of keukenmachine.

5. Voeg de witte bonen, het citroensap en de verse peterselie toe aan de blender of keukenmachine. Meng tot een glad en romig mengsel.

6. Breng de puree op smaak met zout en peper.

7. Serveer de geroosterde knoflook-witte bonenpuree warm of op kamertemperatuur.

8. Garneer eventueel met een scheutje olijfolie en gehakte peterselie.

Voedingswaarde: (per portie - zonder toppings)

- Calorieën: 180

Vet: 7 g

- Koolhydraten: 24 g

- Vezels: 6 g

- Eiwit: 8 g


## *Romige bietenpuree:*

- Bereidingstijd: 10 minuten

- Kooktijd: 35 minuten

- Porties: 4

Ingrediënten:

- 4 middelgrote bieten, geschild en gehakt

- 1 kleine ui, gehakt

- 2 teentjes knoflook, fijngehakt

- 2 eetlepels boter

- 4 kopjes groente- of kippenbouillon

- 1/4 kopje zure room

- Zout en peper naar smaak

- Optionele toppings: klodder zure room, verse dille

Routebeschrijving:

1. Smelt de boter in een grote pan op middelhoog vuur. Voeg de gesnipperde ui en de gehakte knoflook toe en bak tot ze doorschijnend en geurig worden.

2. Voeg de gehakte bieten toe aan de pan en kook ongeveer 5 minuten, af en toe roerend.

3. Giet de groente- of kippenbouillon erbij en breng het mengsel aan de kook. Laat het ongeveer 25-30 minuten sudderen, of tot de bieten gaar zijn.

4. Gebruik een staafmixer of doe het mengsel in gedeelten in een blender om de soep tot een gladde massa te pureren.

5. Doe de gepureerde soep terug in de pan en roer de zure room erdoor. Verwarm nog een paar minuten op laag vuur, af en toe roeren.

6. Breng op smaak met zout en peper.

7. Serveer de romige bietenpuree warm, eventueel gegarneerd met een toefje zure room en verse dille.

Voedingswaarde: (per portie - zonder toppings)

- Calorieën: 160

- Vet: 8 g

- Koolhydraten: 20 g

- Vezels: 5 g

- Eiwit: 4 g

## Gladde Linzendal:

- Bereidingstijd: 10 minuten

- Kooktijd: 40 minuten

- Porties: 4

Ingrediënten:

- 1 kop rode linzen

- 1 kleine ui, gehakt

- 2 teentjes knoflook, fijngehakt

- 1 eetlepel olijfolie

- 1 theelepel gemalen komijn

- 1 theelepel gemalen koriander

- 1/2 theelepel gemalen kurkuma

- 4 kopjes groente- of kippenbouillon

- 1/4 kopje kokosmelk (optioneel)

- Zout en peper naar smaak

- Optionele toppings: gehakte koriander, een scheutje citroensap

Routebeschrijving:

1. Spoel de rode linzen onder koud water tot het water helder is.

2. Verhit de olijfolie in een grote pan op middelhoog vuur. Voeg de gesnipperde ui en de gehakte knoflook toe en bak tot ze doorschijnend en geurig worden.

3. Voeg de gespoelde linzen, gemalen komijn, gemalen koriander en gemalen kurkuma toe aan de pot. Roer goed zodat de linzen bedekt zijn met de kruiden.

4. Giet de groente- of kippenbouillon erbij en breng het mengsel aan de kook. Zet het vuur lager en laat het ongeveer 30 minuten sudderen, of tot de linzen zacht en gaar zijn.

5. Gebruik een staafmixer of doe het mengsel in gedeelten in een blender om de soep tot een gladde massa te pureren.

6. Doe de gepureerde soep terug in de pan en roer er eventueel de kokosmelk door. Verwarm nog een paar minuten op laag vuur, af en toe roeren.

7. Breng op smaak met zout en peper.

8. Serveer de gladde linzendal heet, gegarneerd met gehakte koriander en eventueel een scheutje citroensap

***Romige Kip- en Groentenpuree:***

- Bereidingstijd: 15 minuten

- Kooktijd: 25 minuten

- Porties: 4

Ingrediënten:

- 2 kipfilets zonder bot, zonder vel, in kleine stukjes gesneden

- 1 eetlepel olijfolie

- 1 kleine ui, gehakt

- 2 teentjes knoflook, fijngehakt

- 2 wortels, geschild en gehakt

- 2 stengels bleekselderij, fijngehakt

- 4 kopjes kippenbouillon

- 1 kopje diepvrieserwten

- 1/2 kopje slagroom

- Zout en peper naar smaak

- Optionele toppings: gehakte peterselie, geraspte Parmezaanse kaas

Routebeschrijving:

1. Verhit de olijfolie in een grote pan op middelhoog vuur. Voeg de gesnipperde ui en de gehakte knoflook toe en bak tot ze doorschijnend en geurig worden.

2. Voeg de stukken kip toe aan de pan en kook tot ze aan alle kanten bruin zijn.

3. Voeg de gehakte wortels en bleekselderij toe aan de pan en kook een paar minuten tot ze zacht beginnen te worden.

4. Giet de kippenbouillon erbij en breng het mengsel aan de kook. Zet het vuur lager en laat het ongeveer 15 minuten sudderen, of tot de kip gaar is en de groenten gaar zijn.

5. Roer de bevroren erwten erdoor en kook nog 2-3 minuten tot ze warm zijn.

6. Gebruik een staafmixer of doe het mengsel in gedeelten in een blender om de soep tot een gladde massa te pureren.

7. Doe de gepureerde soep terug in de pan en roer de slagroom erdoor. Verwarm nog een paar minuten op laag vuur, af en toe roeren.

8. Breng op smaak met zout en peper.

9. Serveer de romige kip- en groentepuree warm, eventueel gegarneerd met gehakte peterselie en geraspte Parmezaanse kaas.

Voedingswaarde: (per portie - zonder toppings)

- Calorieën: 280

- Vet: 14 g

- Koolhydraten: 16 g

- Vezels: 3 g

- Eiwit: 22 g

<hr>

## Romige mango- en bananenpuree:

- Bereidingstijd: 5 minuten

- Porties: 2

Ingrediënten:

- 1 rijpe mango, geschild en in blokjes gesneden

- 1 rijpe banaan, geschild en in plakjes gesneden

- 1/2 kop gewone Griekse yoghurt

- 1 eetlepel honing (optioneel)

- 1/2 theelepel vanille-extract (optioneel)

- Optionele toppings: gesneden mango, plakjes banaan, geraspte kokosnoot

Routebeschrijving:

1. Doe de in blokjes gesneden mango, de gesneden banaan, de Griekse yoghurt, de honing (indien gebruikt) en het vanille-extract (indien gebruikt) in een blender of keukenmachine.

2. Meng de ingrediënten tot een gladde en romige massa.

3. Proef en pas de zoetheid eventueel aan met meer honing.

4. Giet de romige mango- en bananenpuree in serveerschalen.

5. Garneer indien gewenst met gesneden mango, plakjes banaan en geraspte kokosnoot.

6. Serveer de puree gekoeld.

Voedingswaarde: (per portie - zonder toppings)

- Calorieën: 180

- Vet: 1 g

- Koolhydraten: 42 g

- Vezels: 4g

- Eiwit: 9 g

# Hoofdstuk 3:

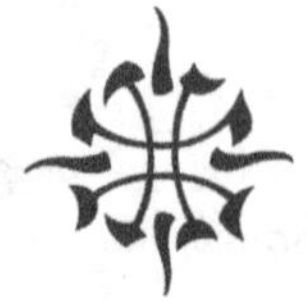



## Zachte en zachte gerechten

### *Mals, langzaam gegaard stoofvlees*

Voorbereidingstijd: 15 minuten

Kooktijd: 8 uur (slowcooker)

Porties: 6

Ingrediënten:

- 3 pond runderbraadstuk

- 1 eetlepel olijfolie

- 1 ui, in plakjes gesneden

- 3 wortels, geschild en in stukjes gesneden

- 3 aardappelen, geschild en in stukjes gesneden

- 2 kopjes runderbouillon

- 2 eetlepels tomatenpuree

- 2 theelepels Worcestershiresaus

- 2 teentjes knoflook, fijngehakt

- 1 theelepel gedroogde tijm

- 1 theelepel gedroogde rozemarijn

- Zout en peper naar smaak

Routebeschrijving:

1. Breng het braadstuk op smaak met zout en peper. Verhit de olijfolie in een grote koekenpan op middelhoog vuur en bak het braadstuk aan alle kanten bruin.

2. Leg de gesneden ui, wortels en aardappelen op de bodem van een slowcooker. Leg het gebruinde braadstuk erop.

3. Meng in een kom runderbouillon, tomatenpuree, Worcestershiresaus, knoflook, tijm en rozemarijn. Giet over het braadstuk.

4. Dek af en laat 8 uur op laag vuur koken, of tot het vlees zacht is en gemakkelijk versnipperd kan worden.

5. Haal het braadstuk en de groenten uit de slowcooker. Laat het vlees een paar minuten rusten voordat u het aansnijdt. Serveer met de gekookte groenten en jus.

Voeding (per portie):

- Calorieën: 400

- Eiwit: 35 g

- Koolhydraten: 20 g

- Vet: 20 g

- Vezels: 3g

- Natrium: 600 mg



Bereidingstijd: 5 minuten

Kooktijd: 5 minuten

Porties: 2

Ingrediënten:

- 4 grote eieren

- 2 eetlepels melk of room

- 1 eetlepel boter

- Zout en peper naar smaak

- Verse bieslook of peterselie ter garnering (optioneel)

Routebeschrijving:

1. Klop in een kom de eieren, melk, zout en peper tot alles goed gemengd is.

2. Verhit een koekenpan met antiaanbaklaag op middelhoog vuur en voeg boter toe.

3. Giet het eimengsel in de koekenpan. Laat het een paar seconden zitten totdat de randen beginnen te harden.

4. Roer de eieren voorzichtig met een spatel en verplaats ze van de randen naar het midden. Ga door tot de eieren zacht roerei en licht vloeibaar zijn.

5. Haal onmiddellijk van het vuur om overkoken te voorkomen. Garneer eventueel met verse bieslook of peterselie en serveer warm.

Voeding (per portie):

- Calorieën: 180

- Eiwit: 12 g

- Koolhydraten: 1 g

- Vet: 14 g

- Vezels: 0 g

- Natrium: 200 mg



Bereidingstijd: 10 minuten

Kooktijd: 20 minuten

Porties: 4

 Ingrediënten:

- 4 zalmfilets

- 2 eetlepels olijfolie

- 1 citroen, in dunne plakjes gesneden

- 2 teentjes knoflook, fijngehakt

- 1 theelepel gedroogde dille

- Zout en peper naar smaak

Routebeschrijving:

1. Verwarm de oven voor op 190°C. Bekleed een bakplaat met bakpapier.

2. Leg de zalmfilets op de voorbereide bakplaat. Besprenkel met olijfolie en bestrooi met knoflook, dille, zout en peper.

3. Beleg elke filet met schijfjes citroen.

4. Bak gedurende 15-20 minuten, of tot de zalm gemakkelijk uit elkaar valt met een vork.

5. Serveer onmiddellijk met bijgerechten naar keuze.

Voeding (per portie):

- Calorieën: 300

- Eiwit: 25 g

- Koolhydraten: 1 g

- Vet: 21 g

- Vezels: 0 g

- Natrium: 300 mg

### *Malse gehaktballetjes in tomatensaus*

Bereidingstijd: 20 minuten

Kooktijd: 30 minuten

Porties: 4

Ingrediënten:

- 1 pond rundergehakt

- 1/2 kopje broodkruimels

- 1/4 kop geraspte Parmezaanse kaas

- 1 ei

- 2 teentjes knoflook, fijngehakt

- 2 eetlepels verse peterselie, gehakt

- 1 theelepel zout

- 1/2 theelepel zwarte peper

- 2 kopjes marinarasaus

- 1 eetlepel olijfolie

Routebeschrijving:

1. Meng in een grote kom het rundergehakt, paneermeel, Parmezaanse kaas, ei, knoflook, peterselie, zout en peper. Meng tot alles goed gemengd is.

2. Vorm van het mengsel kleine gehaktballetjes (ongeveer 2,5 cm in diameter).

3. Verhit olijfolie in een grote koekenpan op middelhoog vuur. Voeg de gehaktballetjes toe en bak tot ze aan alle kanten bruin zijn.

4. Giet marinarasaus over de gehaktballetjes. Zet het vuur laag, dek af en laat 20-25 minuten sudderen tot de gehaktballetjes gaar zijn.

5. Serveer gehaktballetjes met saus over pasta of met brood.

 Voeding (per portie):

- Calorieën: 350

- Eiwit: 20 g

- Koolhydraten: 15 g

- Vet: 22 g

- Vezels: 3 g

- Natrium: 800 mg

## *Zachte en romige macaroni en kaas*

Bereidingstijd: 10 minuten

Kooktijd: 25 minuten

Porties: 4

 Ingrediënten:

- 2 kopjes elleboogmacaroni

- 4 eetlepels boter

- 4 eetlepels bloem voor alle doeleinden

- 2 kopjes melk

- 2 kopjes geraspte cheddarkaas

- 1/2 theelepel zout

- 1/4 theelepel zwarte peper

- 1/4 theelepel knoflookpoeder (optioneel)

Routebeschrijving:

1. Kook de macaroni volgens de aanwijzingen op de verpakking. Giet af en zet opzij.

2. Smelt de boter in een pan op middelhoog vuur. Roer de bloem erdoor en kook 1-2 minuten tot het glad en bruisend is.

3. Voeg geleidelijk melk toe, onder voortdurend roeren tot het mengsel dikker wordt.

4. Voeg kaas, zout, peper en knoflookpoeder toe. Roer tot de kaas gesmolten is en de saus glad is.

5. Combineer de kaassaus met de gekookte macaroni. Meng goed en serveer warm.

Voeding (per portie):

- Calorieën: 450

- Eiwit: 16 g

- Koolhydraten: 48 g

- Vet: 21 g

- Vezels: 2 g

- Natrium: 610 mg

### *Malse risotto van kip en champignons*

Voorbereidingstijd: 15 minuten

Kooktijd: 30 minuten

Porties: 4

Ingrediënten:

- 2 eetlepels olijfolie

- 1 ui, fijngehakt

- 2 teentjes knoflook, fijngehakt

- 1 kopje Arborio-rijst

- 4 kopjes kippenbouillon, opgewarmd

- 1 kopje gekookte kipfilet, in blokjes gesneden

- 1 kopje gesneden champignons

- 1/2 kop geraspte Parmezaanse kaas

- 2 eetlepels boter

- Zout en peper naar smaak

- Verse peterselie ter garnering

Routebeschrijving:

1. Verhit olijfolie in een grote pan op middelhoog vuur. Voeg ui en knoflook toe en bak tot ze glazig zijn.

2. Voeg Arborio-rijst toe en kook al roerend 2-3 minuten tot het licht geroosterd is.

3. Voeg geleidelijk warme kippenbouillon toe, pollepel per keer, onder voortdurend roeren totdat elke toevoeging is opgenomen voordat u de volgende toevoegt.

4. Voeg na ongeveer 20 minuten de kip en champignons toe. Blijf koken tot de rijst gaar en romig is.

5. Roer de Parmezaanse kaas en boter erdoor. Breng op smaak met zout en peper.

6. Garneer met verse peterselie en serveer.

Voeding (per portie):

- Calorieën: 400

- Eiwit: 20 g

- Koolhydraten: 50 g

- Vet: 15 g

- Vezels: 2 g

- Natrium: 600 mg

### *Gemakkelijk te slikken gehaktbrood*

Voorbereidingstijd: 15 minuten

Kooktijd: 1 uur

Porties: 4

 Ingrediënten:

- 1 pond rundergehakt

- 1/2 kopje broodkruimels

- 1/2 kopje melk

- 1 ei

- 1 kleine ui, fijngehakt

- 2 teentjes knoflook, fijngehakt

- 1/4 kopje ketchup

- 1 eetlepel Worcestershiresaus

- 1 theelepel zout

- 1/2 theelepel zwarte peper

- 1/4 kopje geraspte Parmezaanse kaas (optioneel)

Routebeschrijving:

1. Verwarm de oven voor op 175°C.

2. Meng alle ingrediënten in een grote kom. Meng tot het goed gemengd is.

3. Vorm het mengsel tot een brood en plaats het in een ovenschaal.

4. Bak gedurende 1 uur, of totdat de interne temperatuur 71°C (160°F) bereikt.

5. Laat 10 minuten rusten voordat je het snijdt en serveert.

Voeding (per portie):

- Calorieën: 350

- Eiwit: 20 g

- Koolhydraten: 15 g

- Vet: 22 g

- Vezels: 1 g

- Natrium: 750 mg



Bereidingstijd: 10 minuten

Kooktijd: 25 minuten

Porties: 4

Ingrediënten:

- 4 kipfilets zonder bot en zonder vel

- 2 eetlepels olijfolie

- 1 theelepel knoflookpoeder

- 1 theelepel uienpoeder

- 1 theelepel paprikapoeder

- 1/2 theelepel zout

- 1/2 theelepel zwarte peper

Routebeschrijving:

1. Verwarm de oven voor op 190°C.

2. Leg de kipfilets in een ovenschaal. Besprenkel met olijfolie.

3. Meng knoflookpoeder, uienpoeder, paprikapoeder, zout en peper in een kleine kom. Strooi over de kip.

4. Bedek de ovenschaal met folie en bak gedurende 20-25 minuten, of tot de kip gaar is (binnentemperatuur 74°C).

5. Laat 5 minuten rusten voordat je het serveert.

Voeding (per portie):

- Calorieën: 220

- Eiwit: 26 g

- Koolhydraten: 1 g

- Vet: 12 g

- Vezels: 0 g

- Natrium: 400 mg

## *Malse Rundvleesstoofpot*

Bereidingstijd: 20 minuten

Kooktijd: 2 uur en 30 minuten

Porties: 6

Ingrediënten:

- 2 pond rundergehakt, in blokjes van 1 inch gesneden

- 3 eetlepels bloem voor alle doeleinden

- 2 eetlepels olijfolie

- 1 ui, gehakt

- 3 teentjes knoflook, fijngehakt

- 4 kopjes runderbouillon

- 1 kopje rode wijn (optioneel)

- 4 wortels, geschild en in stukjes gesneden

- 4 aardappelen, geschild en in stukjes gesneden

- 2 stengels bleekselderij, in plakjes gesneden

- 2 eetlepels tomatenpuree

- 1 theelepel gedroogde tijm

- 1 laurierblad

- Zout en peper naar smaak

- Verse peterselie ter garnering

Routebeschrijving:

1. Haal de rundvleesblokjes door de bloem tot ze goed bedekt zijn.

2. Verhit olijfolie in een grote pan op middelhoog vuur. Bak het vlees aan alle kanten bruin, verwijder het en zet opzij.

3. Voeg in dezelfde pan ui en knoflook toe. Kook tot het zacht is.

4. Roer de runderbouillon, rode wijn (indien gebruikt), tomatenpuree, tijm, laurier, zout en peper erdoor.

5. Doe het rundvlees terug in de pan. Voeg wortels, aardappelen en selderij toe.

6. Breng aan de kook en zet het vuur laag. Dek af en laat ongeveer 2 uur sudderen, of tot het vlees gaar is.

7. Verwijder het laurierblad, garneer met peterselie en serveer.

Voeding (per portie):

- Calorieën: 450

- Eiwit: 30 g

- Koolhydraten: 30 g

- Vet: 20 g

- Vezels: 5 g

- Natrium: 700 mg

## *Vochtige en smaakvolle kalkoengehaktballetjes*

Voorbereidingstijd: 15 minuten

Kooktijd: 25 minuten

Porties: 4

Ingrediënten:

- 1 pond gemalen kalkoen

- 1/2 kopje broodkruimels

- 1/4 kop geraspte Parmezaanse kaas

- 1 ei

- 2 teentjes knoflook, fijngehakt

- 2 eetlepels verse peterselie, gehakt

- 1 theelepel zout

- 1/2 theelepel zwarte peper

- 1/2 theelepel gedroogde oregano

- 1 eetlepel olijfolie

Routebeschrijving:

1. Verwarm de oven voor op 190°C.

2. Meng in een grote kom gemalen kalkoen, paneermeel, Parmezaanse kaas, ei, knoflook, peterselie, zout, peper en oregano. Meng tot alles goed gemengd is.

3. Vorm van het mengsel kleine gehaktballetjes en leg deze op een bakplaat bekleed met bakpapier.

4. Besprenkel met olijfolie en bak 20-25 minuten, of tot de gehaktballetjes gaar en goudbruin zijn.

5. Serveer met je favoriete saus of over pasta.

Voeding (per portie):

- Calorieën: 250

- Eiwit: 25 g

- Koolhydraten: 10 g

- Vet: 12 g

- Vezels: 1 g

- Natrium: 500 mg

---

*Zachte en romige aardappelpuree*

Bereidingstijd: 10 minuten

Kooktijd: 20 minuten

Porties: 4

Ingrediënten:

- 2 kg aardappelen, geschild en in stukjes gesneden

- 1/2 kopje melk

- 1/4 kop boter

- Zout en peper naar smaak

- Verse bieslook ter garnering (optioneel)

Routebeschrijving:

1. Doe de aardappelen in een grote pan en bedek ze met koud water. Breng aan de kook en kook tot ze gaar zijn, ongeveer 15-20 minuten.

2. Giet de aardappelen af en doe ze terug in de pan.

3. Voeg melk en boter toe. Pureer tot een gladde en romige massa.

4. Breng op smaak met zout en peper.

5. Garneer eventueel met verse bieslook en serveer warm.

---

### Voeding (per portie):

- Calorieën: 200

- Eiwit: 4 g

- Koolhydraten: 30 g

- Vet: 8 g

- Vezels: 3g

- Natrium: 150 mg

***Mals gebakken kabeljauw met citroenbotersaus***

Bereidingstijd: 10 minuten

Kooktijd: 20 minuten

Porties: 4

 Ingrediënten:

- 4 kabeljauwfilets

- 1/4 kopje boter, gesmolten

- 1 citroen, uitgeperst en geraspt

- 2 teentjes knoflook, fijngehakt

- Zout en peper naar smaak

- Verse peterselie ter garnering

 Routebeschrijving:

1. Verwarm de oven voor op 190°C.

2. Leg de kabeljauwfilets in een ovenschaal.

3. Meng in een kleine kom gesmolten boter, citroensap, citroenschil en knoflook. Giet over de kabeljauwfilets.

4. Breng op smaak met zout en peper.

5. Bak gedurende 15-20 minuten, of totdat de kabeljauw gemakkelijk uit elkaar valt met een vork.

6. Garneer met verse peterselie en serveer.

Voeding (per portie):

- Calorieën: 250

- Eiwit: 25 g

- Koolhydraten: 2 g

- Vet: 16 g

- Vezels: 1 g

- Natrium: 250 mg

---

## *Zachte en malse kippenpottaart*

Bereidingstijd: 20 minuten

Kooktijd: 45 minuten

Porties: 6

Ingrediënten:

- 2 kopjes gekookte kip, in blokjes gesneden

- 1 kopje bevroren erwten en wortels

- 1/2 kop bleekselderij, gehakt

- 1/3 kopje boter

- 1/3 kopje bloem voor alle doeleinden

- 1/2 theelepel zout

- 1/4 theelepel zwarte peper

- 1/4 theelepel uienpoeder

- 1/4 theelepel knoflookpoeder

- 1 3/4 kopjes kippenbouillon

- 2/3 kopje melk

- 1 pakje gekoelde taartbodems (2 bodems)

Routebeschrijving:

1. Verwarm de oven voor op 220 °C.

2. Smelt de boter in een grote pan op middelhoog vuur. Voeg bloem, zout, peper, uienpoeder en knoflookpoeder toe. Roer tot het goed gemengd is.

3. Roer geleidelijk de kippenbouillon en melk erdoor. Kook, onder voortdurend roeren, tot het mengsel dikker wordt en kookt.

4. Roer de kip, erwten, wortels en selderij erdoor. Haal van het vuur.

5. Plaats een taartbodem in de bodem van een 9-inch taartvorm. Giet het kipmengsel in de korst.

6. Bedek met de tweede korst, sluit de randen af en maak gleuven in de bovenkant zodat de stoom kan ontsnappen.

7. Bak gedurende 30-35 minuten, of tot de korst goudbruin is. Laat 10 minuten afkoelen voordat u het serveert.

Voeding (per portie):

- Calorieën: 450

- Eiwit: 20 g

- Koolhydraten: 40 g

- Vet: 22 g

- Vezels: 3g

- Natrium: 600 mg

**Gemakkelijk te kauwen Quiche Lorraine**

Voorbereidingstijd: 15 minuten

Kooktijd: 45 minuten

Porties: 6

Ingrediënten:

- 1 gekoelde taartbodem

- 6 plakjes spek, gekookt en verkruimeld

- 1 kopje geraspte Zwitserse kaas

- 1/4 kop geraspte Parmezaanse kaas

- 1/2 kopje ui, fijngehakt

- 4 grote eieren

- 1 kopje half om half

- 1/4 theelepel zout

- 1/4 theelepel zwarte peper

- 1/4 theelepel gemalen nootmuskaat

Routebeschrijving:

1. Verwarm de oven voor op 190°C.

2. Plaats de taartbodem in een taartvorm van 9 inch en krimp de randen.

3. Strooi spek, Zwitserse kaas, Parmezaanse kaas en ui gelijkmatig over de bodem van de taartbodem.

4. Klop in een middelgrote kom de eieren, half om half, zout, peper en nootmuskaat door elkaar. Giet het spek en de kaas erover.

5. Bak gedurende 40-45 minuten, of tot de quiche gaar is en de bovenkant goudbruin is. Laat 10 minuten afkoelen voordat u het snijdt en serveert.

Voeding (per portie):

- Calorieën: 350

- Eiwit: 15 g

- Koolhydraten: 20 g

- Vet: 25 g

- Vezels: 1 g

- Natrium: 700 mg

# Mals rundvlees en groente roerbak

Voorbereidingstijd: 15 minuten

Kooktijd: 15 minuten

Porties: 4

Ingrediënten:

- 1 pond runderlende, in dunne plakjes gesneden

- 2 eetlepels sojasaus

- 1 eetlepel maizena

- 1 eetlepel plantaardige olie

- 1 kopje broccoliroosjes

- 1 kopje paprika, in plakjes gesneden

- 1 kopje erwten

- 1/2 kop wortelen, in dunne plakjes gesneden

- 3 teentjes knoflook, fijngehakt

- 1 eetlepel verse gember, geraspt

- 1/4 kopje runderbouillon

- 2 eetlepels oestersaus

- 1 theelepel sesamolie

- Gekookte rijst om te serveren

Routebeschrijving:

1. Meng rundvlees, sojasaus en maizena in een kom. Meng goed en zet 10 minuten opzij.

2. Verhit plantaardige olie in een grote koekenpan of wok op middelhoog vuur. Voeg het rundvlees toe en roerbak tot het bruin is, verwijder het en zet opzij.

3. Voeg broccoli, paprika, peultjes en wortels toe aan de koekenpan. Roerbak gedurende 3-4 minuten.

4. Voeg knoflook en gember toe en kook nog een minuut.

5. Doe het rundvlees terug in de koekenpan. Voeg runderbouillon, oestersaus en sesamolie toe. Roerbak nog 2-3 minuten, totdat alles goed bedekt en verwarmd is.

6. Serveer met gekookte rijst.

Voeding (per portie):

- Calorieën: 300

- Eiwit: 25 g

- Koolhydraten: 15 g

- Vet: 15 g

- Vezels: 4g

- Natrium: 800 mg

***Zachte en romige bloemkool Mac en Cheese***

Bereidingstijd: 10 minuten

Kooktijd: 20 minuten

Porties: 4

Ingrediënten:

- 1 bloemkool met grote kop, in roosjes gesneden

- 1/4 kopje boter

- 1/4 kopje bloem voor alle doeleinden

- 2 kopjes melk

- 2 kopjes geraspte cheddarkaas

- 1/2 theelepel zout

- 1/4 theelepel zwarte peper

- 1/4 theelepel knoflookpoeder (optioneel)

Routebeschrijving:

1. Stoom of kook de bloemkoolroosjes tot ze gaar zijn, ongeveer 10 minuten. Giet af en zet opzij.

2. Smelt de boter in een pan op middelhoog vuur. Roer de bloem erdoor en kook 1-2 minuten tot het glad en bruisend is.

3. Voeg geleidelijk melk toe, onder voortdurend roeren tot het mengsel dikker wordt.

4. Voeg cheddarkaas, zout, peper en knoflookpoeder toe. Roer tot de kaas gesmolten is en de saus glad is.

5. Combineer de kaassaus met de gekookte bloemkool. Meng goed en serveer warm.

Voeding (per portie):

- Calorieën: 300

- Eiwit: 14 g

- Koolhydraten: 12 g

- Vet: 22 g

- Vezels: 3 g

- Natrium: 500 mg

## Malse Garnalen Scampi

Bereidingstijd: 10 minuten

Kooktijd: 10 minuten

Porties: 4

Ingrediënten:

- 1 pond grote garnalen, gepeld en ontdaan van darmen

- 3 eetlepels boter

- 3 eetlepels olijfolie

- 4 teentjes knoflook, fijngehakt

- 1/4 kop droge witte wijn of kippenbouillon

- 1/4 kop citroensap

- 1/4 theelepel rode pepervlokken (optioneel)

- Zout en peper naar smaak

- 1/4 kop gehakte verse peterselie

- Gekookte pasta of knapperig brood om te serveren

Routebeschrijving:

1. Verhit boter en olijfolie in een grote koekenpan op middelhoog vuur.

2. Voeg knoflook toe en kook tot het geurig is, ongeveer 1 minuut.

3. Voeg garnalen toe en kook tot ze roze en ondoorzichtig zijn, ongeveer 2-3 minuten per kant.

4. Haal de garnalen uit de koekenpan en zet opzij.

5. Voeg wijn (of bouillon) en citroensap toe aan de koekenpan. Laat 2 minuten sudderen en schraap eventuele gebruinde stukjes van de bodem.

6. Doe de garnalen terug in de pan en roer ze door de saus. Breng op smaak met rode pepervlokken (indien gebruikt), zout en peper.

7. Bestrooi met verse peterselie en serveer over pasta of met knapperig brood.

Voeding (per portie):

- Calorieën: 300

- Eiwit: 25 g

- Koolhydraten: 5 g

- Vet: 18 g

- Vezels: 0 g

- Natrium: 600 mg

## Zacht en mals varkenshaasje met appels

Bereidingstijd: 15 minuten

Kooktijd: 30 minuten

Porties: 4

Ingrediënten:

- 1 1/2 pond varkenshaas

- 2 eetlepels olijfolie

- 2 appels, geschild, klokhuis verwijderd en in plakjes gesneden

- 1 ui, in dunne plakjes gesneden

- 2 eetlepels bruine suiker

- 1/2 kopje appelcider

- 1 theelepel gedroogde tijm

- Zout en peper naar smaak

Routebeschrijving:

1. Verwarm de oven voor op 190°C.

2. Kruid de varkenshaas met zout en peper.

3. Verhit de olijfolie in een grote ovenbestendige koekenpan op middelhoog vuur. Schroei het varkensvlees aan alle kanten bruin, ongeveer 5 minuten.

4. Haal het varkensvlees uit de pan en zet opzij.

5. Voeg appels en ui toe aan de koekenpan. Bak tot ze zacht zijn, ongeveer 5 minuten.

6. Roer de bruine suiker, appelcider en tijm erdoor. Breng aan de kook.

7. Doe het varkensvlees terug in de pan en schep wat van het appelmengsel erover.

8. Zet de koekenpan in de oven en bak gedurende 20-25 minuten, of totdat de interne temperatuur van het varkensvlees 63°C bereikt.

9. Laat het varkensvlees 5 minuten rusten voordat je het snijdt. Serveer met het appelmengsel.

 Voeding (per portie):

- Calorieën: 350

- Eiwit: 30 g

- Koolhydraten: 20 g

- Vet: 15 g

- Vezels: 3g

- Natrium: 250 mg

## Gemakkelijk te slikken Alfredo-pasta met kip

Bereidingstijd: 10 minuten

Kooktijd: 20 minuten

Porties: 4

Ingrediënten:

- 8 oz fettuccinepasta

- 2 eetlepels boter

- 2 teentjes knoflook, fijngehakt

- 1 kopje slagroom

- 1 kop geraspte Parmezaanse kaas

- 1/2 theelepel zout

- 1/4 theelepel zwarte peper

- 2 kopjes gekookte kip, versnipperd of in blokjes gesneden

- Verse peterselie ter garnering

Routebeschrijving:

1. Kook fettuccine volgens de aanwijzingen op de verpakking. Giet af en zet opzij.

2. Smelt de boter in een grote koekenpan op middelhoog vuur. Voeg knoflook toe en kook tot het geurig is, ongeveer 1 minuut.

3. Roer de slagroom erdoor en breng aan de kook.

4. Voeg geleidelijk Parmezaanse kaas toe, roer tot de saus glad en ingedikt is.

5. Breng op smaak met zout en peper.

6. Voeg gekookte kip en pasta toe aan de koekenpan. Gooi om de Alfredo-saus te bedekken.

7. Garneer met verse peterselie en serveer warm.

Voeding (per portie):

- Calorieën: 600

- Eiwit: 30 g

- Koolhydraten: 45 g

- Vet: 35 g

- Vezels: 2 g

- Natrium: 600 mg

## Vochtige en zachte gehaktbroodmuffins

Bereidingstijd: 15 minuten

Kooktijd: 25 minuten

Porties: 6

Ingrediënten:

- 1 pond rundergehakt

- 1/2 kopje broodkruimels

- 1/2 kopje melk

- 1 ei

- 1 kleine ui, fijngehakt

- 2 teentjes knoflook, fijngehakt

- 1/4 kopje ketchup

- 1 eetlepel Worcestershiresaus

- 1 theelepel zout

- 1/2 theelepel zwarte peper

- 1/4 kopje geraspte Parmezaanse kaas (optioneel)

Routebeschrijving:

1. Verwarm de oven voor op 190°C. Vet een muffinvorm voor 12 kopjes in.

2. Meng alle ingrediënten in een grote kom. Meng tot het goed gemengd is.

3. Verdeel het vleesmengsel gelijkmatig over de muffinvormpjes.

4. Bak gedurende 20-25 minuten, of tot de interne temperatuur 71°C (160°F) bereikt.

5. Laat 5 minuten rusten voordat je het serveert.

Voeding (per portie):

- Calorieën: 250

- Eiwit: 20 g

- Koolhydraten: 10 g

- Vet: 15 g

- Vezels: 1 g

- Natrium: 500 mg

# Hoofdstuk 4:

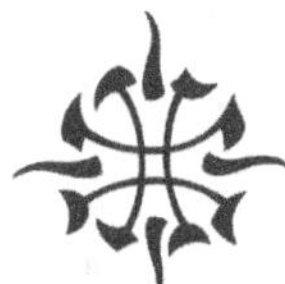



## *Dikke en hartige kippennoedelsoep*

Bereidingstijd: 20 minuten

Kooktijd: 1 uur

Porties: 6

Ingrediënten:

- 1 eetlepel olijfolie

- 1 ui, gehakt

- 3 teentjes knoflook, fijngehakt

- 3 wortels, geschild en in plakjes gesneden

- 3 stengels bleekselderij, in plakjes gesneden

- 8 kopjes kippenbouillon

- 2 kopjes gekookte kip, versnipperd

- 2 kopjes eiernoedels

- 1 theelepel gedroogde tijm

- 1 theelepel gedroogde peterselie

- 1 laurierblad

- Zout en peper naar smaak

- 1/4 kopje maïzena gemengd met 1/4 kopje koud water (voor verdikking)

Routebeschrijving:

1. Verhit olijfolie in een grote pan op middelhoog vuur. Voeg ui, knoflook, wortels en selderij toe. Bak tot de groenten zacht zijn, ongeveer 5-7 minuten.

2. Voeg kippenbouillon, gekookte kip, tijm, peterselie, laurier, zout en peper toe. Aan de kook brengen.

3. Zet het vuur lager en laat 30 minuten sudderen.

4. Voeg de eiernoedels toe en kook nog eens 10 minuten, of tot de noedels gaar zijn.

5. Roer het maïzenamengsel erdoor en kook tot de soep dikker wordt, ongeveer 2-3 minuten.

6. Verwijder het laurierblad en serveer warm.

Voeding (per portie):

- Calorieën: 250

- Eiwit: 20 g

- Koolhydraten: 25 g

- Vet: 8 g

- Vezels: 3g

- Natrium: 750 mg



## Romige ingedikte tomatensoep

Bereidingstijd: 10 minuten

Kooktijd: 30 minuten

Porties: 4

Ingrediënten:

- 2 eetlepels boter

- 1 ui, gehakt

- 3 teentjes knoflook, fijngehakt

- 1 (28 oz) blik geplette tomaten

- 2 kopjes kippenbouillon

- 1 kopje slagroom

- 1 theelepel suiker

- 1/2 theelepel gedroogde basilicum

- Zout en peper naar smaak

- 2 eetlepels maizena gemengd met 2 eetlepels koud water (voor verdikking)

Routebeschrijving:

1. Smelt de boter in een grote pan op middelhoog vuur. Voeg de ui en knoflook toe en bak tot ze zacht zijn, ongeveer 5 minuten.

2. Voeg geplette tomaten, kippenbouillon, suiker, basilicum, zout en peper toe. Aan de kook brengen.

3. Zet het vuur lager en laat 20 minuten sudderen.

4. Roer het mengsel van slagroom en maizena erdoor. Laat sudderen tot de soep dikker wordt, ongeveer 5 minuten.

5. Gebruik eventueel een staafmixer om de soep glad te mixen.

6. Serveer warm.

Voeding (per portie):

- Calorieën: 300

- Eiwit: 5 g

- Koolhydraten: 20 g

- Vet: 22 g

- Vezels: 3g

- Natrium: 700 mg

## Rijke en verdikte rundvleesstoofpot

Bereidingstijd: 20 minuten

Kooktijd: 2 uur

Porties: 6

Ingrediënten:

- 2 pond rundvleesstoofvlees, in blokjes van 1 inch gesneden

- 2 eetlepels olijfolie

- 1 ui, gehakt

- 3 teentjes knoflook, fijngehakt

- 4 wortels, geschild en in stukjes gesneden

- 4 aardappelen, geschild en in stukjes gesneden

- 2 kopjes runderbouillon

- 1 kopje rode wijn (optioneel)

- 2 eetlepels tomatenpuree

- 1 theelepel gedroogde tijm

- 1 theelepel gedroogde rozemarijn

- 1 laurierblad

- Zout en peper naar smaak

- 1/4 kop bloem voor alle doeleinden gemengd met 1/4 kop koud water (voor verdikking)

Routebeschrijving:

1. Verhit olijfolie in een grote pan op middelhoog vuur. Bak het vlees aan alle kanten bruin, verwijder het en zet het opzij.

2. Voeg ui en knoflook toe aan de pan en bak tot ze zacht zijn.

3. Roer de runderbouillon, rode wijn (indien gebruikt), tomatenpuree, tijm, rozemarijn, laurier, zout en peper erdoor. Aan de kook brengen.

4. Doe het rundvlees terug in de pan en voeg wortels en aardappelen toe.

5. Zet het vuur lager, dek af en laat 1,5 tot 2 uur sudderen, of tot het vlees gaar is.

6. Roer het bloemmengsel erdoor en kook tot de stoofpot dikker wordt, ongeveer 5 minuten.

7. Verwijder het laurierblad en serveer warm.

Voeding (per portie):

- Calorieën: 450

- Eiwit: 35 g

- Koolhydraten: 30 g

- Vet: 20 g

- Vezels: 5 g

- Natrium: 700 mg

Verdikte Broccolisoep

Bereidingstijd: 10 minuten

Kooktijd: 30 minuten

Porties: 4

Ingrediënten:

- 2 eetlepels boter

- 1 ui, gehakt

- 3 teentjes knoflook, fijngehakt

- 4 kopjes broccoliroosjes

- 4 kopjes kippen- of groentebouillon

- 1 kopje slagroom

- Zout en peper naar smaak

- 2 eetlepels maizena gemengd met 2 eetlepels koud water (voor verdikking)

- 1/2 kopje geraspte cheddarkaas (optioneel)

Routebeschrijving:

1. Smelt de boter in een grote pan op middelhoog vuur. Voeg de ui en knoflook toe en bak tot ze zacht zijn, ongeveer 5 minuten.

2. Voeg broccoli en bouillon toe. Breng aan de kook, zet het vuur lager en laat sudderen tot de broccoli gaar is, ongeveer 10-15 minuten.

3. Gebruik een staafmixer om de soep glad te mixen.

4. Roer het mengsel van slagroom en maizena erdoor. Laat sudderen tot de soep dikker wordt, ongeveer 5 minuten.

5. Breng op smaak met zout en peper. Roer de cheddarkaas erdoor, indien gebruikt, tot het gesmolten is.

6. Serveer warm.

Voeding (per portie):

- Calorieën: 300

- Eiwit: 10 g

- Koolhydraten: 20 g

- Vet: 22 g

- Vezels: 4g

- Natrium: 600 mg



Bereidingstijd: 10 minuten

Kooktijd: 20 minuten

Porties: 4

Ingrediënten:

- 2 eetlepels boter

- 1 ui, fijngehakt

- 2 teentjes knoflook, fijngehakt

- 8 oz champignons, in plakjes gesneden

- 2 eetlepels bloem voor alle doeleinden

- 2 kopjes runder- of groentebouillon

- 1 theelepel Worcestershiresaus

- Zout en peper naar smaak

- 2 eetlepels maizena gemengd met 2 eetlepels koud water (voor verdikking)

Routebeschrijving:

1. Smelt de boter in een grote koekenpan op middelhoog vuur. Voeg ui en knoflook toe en bak tot ze zacht zijn.

2. Voeg de champignons toe en kook tot ze hun sappen vrijgeven en zacht worden, ongeveer 5-7 minuten.

3. Roer de bloem erdoor en kook 1-2 minuten tot de bloem goed is opgenomen.

4. Voeg geleidelijk bouillon toe, onder voortdurend roeren. Breng aan de kook.

5. Voeg Worcestershiresaus, zout en peper toe. Goed roeren.

6. Roer het maïzenamengsel erdoor en kook tot de jus dikker wordt, ongeveer 2-3 minuten.

7. Serveer warm over vlees of aardappelpuree.

Voeding (per portie):

- Calorieën: 100

- Eiwit: 3 g

- Koolhydraten: 10 g

- Vet: 5 g

- Vezels: 1 g

- Natrium: 500 mg

---

## Romige verdikte mosselvissoep

Voorbereidingstijd: 15 minuten

Kooktijd: 30 minuten

Porties: 4

 Ingrediënten:

- 4 plakjes spek, gehakt

- 1 ui, fijngehakt

- 2 teentjes knoflook, fijngehakt

- 3 aardappelen, geschild en in blokjes

- 2 kopjes mosselensap

- 1 kopje water

- 1 theelepel gedroogde tijm

- 1 laurierblad

- 2 blikjes gehakte mosselen, met sap

- 1 kopje slagroom

- Zout en peper naar smaak

- 2 eetlepels maizena gemengd met 2 eetlepels koud water (voor verdikking)

Routebeschrijving:

1. Kook het spek in een grote pan op middelhoog vuur tot het knapperig is. Verwijder het spek en zet opzij, maar laat het vet in de pan achter.

2. Voeg ui en knoflook toe aan de pan en bak tot ze zacht zijn.

3. Voeg aardappelen, mosselensap, water, tijm en laurier toe. Breng aan de kook, zet het vuur lager en laat sudderen tot de aardappelen gaar zijn, ongeveer 15 minuten.

4. Roer de mosselen erdoor met hun sap en slagroom. Doorwarmen.

5. Roer het maïzenamengsel erdoor en kook tot de chowder dikker wordt, ongeveer 5 minuten.

6. Breng op smaak met zout en peper. Verwijder het laurierblad voor het serveren. Bestrijk met gereserveerd spek.

Voeding (per portie):

- Calorieën: 400

- Eiwit: 20 g

- Koolhydraten: 35 g

- Vet: 20 g

- Vezels: 3g

- Natrium: 900 mg

<hr>

## Verdikte aardappel- en speksoep

Voorbereidingstijd: 15 minuten

Kooktijd: 30 minuten

Porties: 4

Ingrediënten:

- 6 plakjes spek, gehakt

- 1 ui, fijngehakt

- 2 teentjes knoflook, fijngehakt

- 4 grote aardappelen, geschild en in blokjes gesneden

- 4 kopjes kippenbouillon

- 1 kopje melk

- 1 kop geraspte cheddarkaas (optioneel)

- Zout en peper naar smaak

- 2 eetlepels maizena gemengd met 2 eetlepels koud water (voor verdikking)

- Gehakte bieslook ter garnering (optioneel)

Routebeschrijving:

1. Kook het spek in een grote pan op middelhoog vuur tot het knapperig is. Verwijder het spek en zet opzij, maar laat het vet in de pan achter.

2. Voeg ui en knoflook toe aan de pan en bak tot ze zacht zijn.

3. Voeg aardappelen en kippenbouillon toe. Breng aan de kook, zet het vuur lager en laat sudderen tot de aardappelen gaar zijn, ongeveer 15 minuten.

4. Gebruik een aardappelstamper om de aardappelen fijn te pureren, maar laat wat stukjes achter.

5. Roer de melk en cheddarkaas erdoor (indien gebruikt). Doorwarmen.

6. Roer het maïzenamengsel erdoor en kook tot de soep dikker wordt, ongeveer 5 minuten.

7. Breng op smaak met zout en peper. Garneer voor het serveren met gekookt spek en bieslook.

Voeding (per portie):

- Calorieën: 450

- Eiwit: 20 g

- Koolhydraten: 45 g

- Vet: 20 g

- Vezels: 4g

- Natrium: 800 mg

Dikke verdikte groentesoep

Voorbereidingstijd: 15 minuten

Kooktijd: 40 minuten

Porties: 6

Ingrediënten:

- 2 eetlepels olijfolie

- 1 ui, gehakt

- 3 teentjes knoflook, fijngehakt

- 3 wortels, geschild en gehakt

- 3 stengels bleekselderij, gehakt

- 2 aardappelen, geschild en in blokjes gesneden

- 1 courgette, gehakt

- 1 kop sperziebonen, gehakt

- 1 (28 oz) blik tomatenblokjes

- 6 kopjes groentebouillon

- 1 theelepel gedroogde basilicum

- 1 theelepel gedroogde oregano

- Zout en peper naar smaak

- 2 eetlepels maizena gemengd met 2 eetlepels koud water (voor verdikking)

Routebeschrijving:

1. Verhit olijfolie in een grote pan op middelhoog vuur. Voeg ui en knoflook toe en bak tot ze zacht zijn.

2. Voeg wortels, selderij, aardappelen, courgette en sperziebonen toe. Kook gedurende 5-7 minuten.

3. Roer de in blokjes gesneden tomaten, groentebouillon, basilicum, oregano, zout en peper erdoor. Aan de kook brengen.

4. Zet het vuur lager en laat 25-30 minuten sudderen, of tot de groenten gaar zijn.

5. Roer het maïzenamengsel erdoor en kook tot de soep dikker wordt, ongeveer 5 minuten.

6. Serveer warm.

Voeding (per portie):

- Calorieën: 200

- Eiwit: 5 g

- Koolhydraten: 30 g

Vet: 7 g

- Vezels: 7 g

- Natrium: 600 mg



Voorbereidingstijd: 15 minuten

Kooktijd: 40 minuten

Porties: 6

 Ingrediënten:

- 2 eetlepels boter

- 1 ui, gehakt

- 3 teentjes knoflook, fijngehakt

- 2 wortels, geschild en in plakjes gesneden

- 2 stengels bleekselderij, in plakjes gesneden

- 1 kopje langkorrelige rijst

- 8 kopjes kippenbouillon

- 2 kopjes gekookte kip, versnipperd

- 1 kopje slagroom

- 1 theelepel gedroogde tijm

- Zout en peper naar smaak

- 2 eetlepels maizena gemengd met 2 eetlepels koud water (voor verdikking)

Routebeschrijving:

1. Smelt de boter in een grote pan op middelhoog vuur. Voeg ui, knoflook, wortels en selderij toe. Bak tot de groenten zacht zijn, ongeveer 5-7 minuten.

2. Voeg rijst en kippenbouillon toe. Breng aan de kook, zet het vuur laag en laat sudderen tot de rijst gaar is, ongeveer 20 minuten.

3. Roer de geraspte kip, slagroom, tijm, zout en peper erdoor. Doorwarmen.

4. Roer het maïzenamengsel erdoor en kook tot de soep dikker wordt, ongeveer 5 minuten.

5. Serveer warm.

Voeding (per portie):

- Calorieën: 350

- Eiwit: 20 g

- Koolhydraten: 40 g

- Vet: 15 g

- Vezels: 3g

- Natrium: 750 mg

Pittige verdikte barbecuesaus

Bereidingstijd: 5 minuten

Kooktijd: 15 minuten

Porties: 2 kopjes

Ingrediënten:

- 1 kopje ketchup

- 1/2 kopje appelciderazijn

- 1/4 kop bruine suiker

- 2 eetlepels Worcestershiresaus

- 2 eetlepels mosterd

- 2 theelepels gerookte paprika

- 1 theelepel knoflookpoeder

- 1 theelepel uienpoeder

- 1/2 theelepel zout

- 1/2 theelepel zwarte peper

- 1 eetlepel maïzena gemengd met 1 eetlepel koud water (voor verdikking)

Routebeschrijving:

1. Meng in een middelgrote pan alle ingrediënten behalve het maïzenamengsel. Breng op middelhoog vuur aan de kook.

2. Zet het vuur lager en laat 10 minuten sudderen, af en toe roeren.

3. Roer het maïzenamengsel erdoor en kook tot de saus dikker wordt, ongeveer 2-3 minuten.

4. Laat iets afkoelen voordat je het gebruikt. Bewaar in de koelkast.

Voeding (per portie - 2 eetlepels):

- Calorieën: 50

- Eiwit: 0 g

- Koolhydraten: 12 g

- Vet: 0 g

- Vezels: 0 g

- Natrium: 200 mg

## *Verdikte Aspergesoep*

Bereidingstijd: 10 minuten

Kooktijd: 30 minuten

Porties: 4

Ingrediënten:

- 2 eetlepels boter

- 1 ui, gehakt

- 3 teentjes knoflook, fijngehakt

- 1 kg asperges, bijgesneden en gehakt

- 4 kopjes kippen- of groentebouillon

- 1 kopje slagroom

- Zout en peper naar smaak

- 2 eetlepels maizena gemengd met 2 eetlepels koud water (voor verdikking)

Routebeschrijving:

1. Smelt de boter in een grote pan op middelhoog vuur. Voeg ui en knoflook toe en bak tot ze zacht zijn.

2. Voeg asperges en bouillon toe. Breng aan de kook, zet het vuur lager en laat sudderen tot de asperges gaar zijn, ongeveer 15 minuten.

3. Gebruik een staafmixer om de soep glad te mixen.

4. Roer de slagroom, zout en peper erdoor. Doorwarmen.

5. Roer het maïzenamengsel erdoor en kook tot de soep dikker wordt, ongeveer 5 minuten.

6. Serveer warm.

Voeding (per portie):

- Calorieën: 300

- Eiwit: 5 g

- Koolhydraten: 15 g

- Vet: 25 g

- Vezels: 4g

- Natrium: 600 mg

---

**_Rijke en verdikte uienjus_**

Bereidingstijd: 10 minuten

Kooktijd: 30 minuten

Porties: 4

Ingrediënten:

- 2 eetlepels boter

- 2 grote uien, in dunne plakjes gesneden

- 3 teentjes knoflook, fijngehakt

- 1 eetlepel bloem voor alle doeleinden

- 2 kopjes runderbouillon

- 1 theelepel Worcestershiresaus

- 1/2 theelepel gedroogde tijm

- Zout en peper naar smaak

- 2 eetlepels maizena gemengd met 2 eetlepels koud water (voor verdikking)

Routebeschrijving:

1. Smelt de boter in een grote koekenpan op middelhoog vuur. Voeg de uien toe en kook, onder regelmatig roeren, tot ze gekarameliseerd en goudbruin zijn, ongeveer 15-20 minuten.

2. Voeg knoflook toe en kook nog een minuut.

3. Roer de bloem erdoor en kook 1-2 minuten tot alles goed is opgenomen.

4. Voeg geleidelijk de runderbouillon toe, onder voortdurend roeren. Breng aan de kook.

5. Voeg Worcestershiresaus, tijm, zout en peper toe. Goed roeren.

6. Roer het maïzenamengsel erdoor en kook tot de jus dikker wordt, ongeveer 5 minuten.

7. Serveer warm met aardappelpuree of vlees.

Voeding (per portie):

- Calorieën: 100

- Eiwit: 2 g

- Koolhydraten: 10 g

- Vet: 5 g

- Vezels: 1 g

- Natrium: 500 mg

### *Verdikte romige maïssoep*

Voorbereidingstijd: 15 minuten

Kooktijd: 30 minuten

Porties: 6

Ingrediënten:

- 4 plakjes spek, gehakt

- 1 ui, gehakt

- 3 teentjes knoflook, fijngehakt

- 2 kopjes maïskorrels (vers of bevroren)

- 2 aardappelen, geschild en in blokjes gesneden

- 4 kopjes kippenbouillon

- 1 kopje slagroom

- 1 theelepel gedroogde tijm

- Zout en peper naar smaak

- 2 eetlepels maizena gemengd met 2 eetlepels koud water (voor verdikking)

- 1/4 kopje gehakte verse peterselie (optioneel)

Routebeschrijving:

1. Kook het spek in een grote pan op middelhoog vuur tot het knapperig is. Verwijder het spek en zet opzij, maar laat het vet in de pan achter.

2. Voeg ui en knoflook toe aan de pan en bak tot ze zacht zijn, ongeveer 5 minuten.

3. Voeg maïs, aardappelen en kippenbouillon toe. Breng aan de kook, zet het vuur lager en laat sudderen tot de aardappelen gaar zijn, ongeveer 15 minuten.

4. Roer de slagroom, tijm, zout en peper erdoor. Doorwarmen.

5. Roer het maïzenamengsel erdoor en kook tot de chowder dikker wordt, ongeveer 5 minuten.

6. Garneer met gekookt spek en verse peterselie voordat je het serveert.

Voeding (per portie):

- Calorieën: 350

- Eiwit: 10 g

- Koolhydraten: 40 g

- Vet: 20 g

- Vezels: 4g

- Natrium: 750 mg



## Smaakvolle, ingedikte tomaten-basilicumsaus

Bereidingstijd: 10 minuten

Kooktijd: 30 minuten

Porties: 4

Ingrediënten:

- 2 eetlepels olijfolie

- 1 ui, fijngehakt

- 4 teentjes knoflook, fijngehakt

- 1 (28 oz) blik geplette tomaten

- 1 theelepel suiker

- 1 theelepel gedroogde oregano

- 1/2 theelepel zout

- 1/2 theelepel zwarte peper

- 1/4 kopje verse basilicumblaadjes, gehakt

- 2 eetlepels maizena gemengd met 2 eetlepels koud water (voor verdikking)

Routebeschrijving:

1. Verhit olijfolie in een grote pan op middelhoog vuur. Voeg de ui en knoflook toe en bak tot ze zacht zijn, ongeveer 5 minuten.

2. Roer de geplette tomaten, suiker, oregano, zout en peper erdoor. Breng aan de kook, zet het vuur lager en laat 20 minuten sudderen.

3. Roer de verse basilicum erdoor.

4. Roer het maïzenamengsel erdoor en kook tot de saus dikker wordt, ongeveer 5 minuten.

5. Serveer warm over pasta of gebruik als basis voor andere gerechten.

Voeding (per portie):

- Calorieën: 150

- Eiwit: 2 g

- Koolhydraten: 15 g

- Vet: 9 g

- Vezels: 3g

- Natrium: 400 mg

### *Verdikte bloemkoolsoep*

Bereidingstijd: 10 minuten

Kooktijd: 30 minuten

Porties: 4

Ingrediënten:

- 2 eetlepels boter

- 1 ui, gehakt

- 3 teentjes knoflook, fijngehakt

- 1 bloemkool met grote kop, fijngehakt

- 4 kopjes kippen- of groentebouillon

- 1 kopje slagroom

- Zout en peper naar smaak

- 2 eetlepels maizena gemengd met 2 eetlepels koud water (voor verdikking)

- 1/4 kopje geraspte Parmezaanse kaas (optioneel)

- Gehakte bieslook ter garnering (optioneel)

Routebeschrijving:

1. Smelt de boter in een grote pan op middelhoog vuur. Voeg de ui en knoflook toe en bak tot ze zacht zijn, ongeveer 5 minuten.

2. Voeg bloemkool en bouillon toe. Breng aan de kook, zet het vuur lager en laat sudderen tot de bloemkool gaar is, ongeveer 15 minuten.

3. Gebruik een staafmixer om de soep glad te mixen.

4. Roer de slagroom, zout en peper erdoor. Doorwarmen.

5. Roer het maïzenamengsel erdoor en kook tot de soep dikker wordt, ongeveer 5 minuten.

6. Roer de Parmezaanse kaas erdoor, indien gebruikt. Garneer voor het serveren met gehakte bieslook.

Voeding (per portie):

- Calorieën: 300

- Eiwit: 5 g

- Koolhydraten: 15 g

- Vet: 25 g

- Vezels: 4g

- Natrium: 600 mg



Bereidingstijd: 5 minuten

Kooktijd: 5 minuten

Porties: 1 kopje

Ingrediënten:

- 1/2 kopje Dijon-mosterd

- 1/4 kopje honing

- 1/4 kop mayonaise

- 1 eetlepel appelciderazijn

- 1 theelepel knoflookpoeder

- 1 theelepel uienpoeder

- Zout en peper naar smaak

- 1 eetlepel maïzena gemengd met 1 eetlepel koud water (voor verdikking)

Routebeschrijving:

1. Meng in een kleine pan Dijon-mosterd, honing, mayonaise, appelciderazijn, knoflookpoeder, uienpoeder, zout en peper. Klop tot een gladde massa.

2. Verhit op middelhoog vuur tot het mengsel begint te sudderen.

3. Roer het maïzenamengsel erdoor en kook tot de saus dikker wordt, ongeveer 2-3 minuten.

4. Haal van het vuur en laat iets afkoelen voordat je het serveert. Bewaar in de koelkast.

Voeding (per portie - 2 eetlepels):

- Calorieën: 100

- Eiwit: 1 g

- Koolhydraten: 12 g

- Vet: 6 g

- Vezels: 0 g

- Natrium: 300 mg

---

## *Grof ingedikte rundvlees-chili*

Bereidingstijd: 20 minuten

Kooktijd: 1 uur

Porties: 6

Ingrediënten:

- 2 eetlepels olijfolie

- 1 ui, gehakt

- 3 teentjes knoflook, fijngehakt

- 1 pond rundergehakt

- 1 rode paprika, gehakt

- 1 groene paprika, gehakt

- 1 (28 oz) blik geplette tomaten

- 2 kopjes runderbouillon

- 1 (15 oz) blik bruine bonen, uitgelekt en gespoeld

- 1 (15 oz) blik zwarte bonen, uitgelekt en gespoeld

- 2 eetlepels chilipoeder

- 1 theelepel gemalen komijn

- 1 theelepel gerookte paprikapoeder

- 1/2 theelepel gedroogde oregano

- Zout en peper naar smaak

- 2 eetlepels maizena gemengd met 2 eetlepels koud water (voor verdikking)

- Geraspte cheddarkaas en gehakte groene uien voor garnering (optioneel)

Routebeschrijving:

1. Verhit olijfolie in een grote pan op middelhoog vuur. Voeg de ui en knoflook toe en bak tot ze zacht zijn, ongeveer 5 minuten.

2. Voeg het gehakt toe en kook tot het bruin is, breek het uit elkaar met een lepel.

3. Voeg de rode en groene paprika toe en kook nog 5 minuten.

4. Roer de geplette tomaten, runderbouillon, bruine bonen, zwarte bonen, chilipoeder, komijn, gerookte paprika, oregano, zout en peper erdoor. Aan de kook brengen.

5. Zet het vuur laag en laat 45 minuten sudderen, af en toe roeren.

6. Roer het maïzenamengsel erdoor en kook tot de chili dikker wordt, ongeveer 5 minuten.

7. Serveer warm, gegarneerd met geraspte cheddarkaas en indien gewenst gehakte groene uien.

Voeding (per portie):

- Calorieën: 350

- Eiwit: 25 g

- Koolhydraten: 30 g

- Vet: 15 g

- Vezels: 8 g

- Natrium: 800 mg

## *Verdikte romige spinazie-artisjokkensoep*

Bereidingstijd: 15 minuten

Kooktijd: 30 minuten

Porties: 4

Ingrediënten:

- 2 eetlepels boter

- 1 ui, gehakt

- 3 teentjes knoflook, fijngehakt

- 1 (14 oz) blik artisjokharten, uitgelekt en gehakt

- 4 kopjes verse spinazie, gehakt

- 4 kopjes kippen- of groentebouillon

- 1 kopje slagroom

- Zout en peper naar smaak

- 2 eetlepels maizena gemengd met 2 eetlepels koud water (voor verdikking)

- 1/2 kopje geraspte Parmezaanse kaas

Routebeschrijving:

1. Smelt de boter in een grote pan op middelhoog vuur. Voeg de ui en knoflook toe en bak tot ze zacht zijn, ongeveer 5 minuten.

2. Voeg gehakte artisjokharten en spinazie toe. Kook tot de spinazie verwelkt, ongeveer 3-5 minuten.

3. Roer de bouillon erdoor en breng aan de kook. Zet het vuur lager en laat 15 minuten sudderen.

4. Roer de slagroom, zout en peper erdoor. Doorwarmen.

5. Roer het maïzenamengsel erdoor en kook tot de soep dikker wordt, ongeveer 5 minuten.

6. Roer de geraspte Parmezaanse kaas erdoor tot deze gesmolten en goed gemengd is.

7. Serveer warm.

Voeding (per portie):

- Calorieën: 300

- Eiwit: 10 g

- Koolhydraten: 15 g

- Vet: 25 g

- Vezels: 4g

- Natrium: 700 mg

### *Rijke en ingedikte champignonsaus*

Bereidingstijd: 10 minuten

Kooktijd: 20 minuten

Porties: 4

Ingrediënten:

- 2 eetlepels boter

- 1 ui, fijngehakt

- 3 teentjes knoflook, fijngehakt

- 10 oz champignons, in plakjes gesneden

- 1 kop runder- of groentebouillon

- 1 kopje slagroom

- 1 theelepel gedroogde tijm

- Zout en peper naar smaak

- 2 eetlepels maizena gemengd met 2 eetlepels koud water (voor verdikking)

Routebeschrijving:

1. Smelt de boter in een grote koekenpan op middelhoog vuur. Voeg de ui en knoflook toe en bak tot ze zacht zijn, ongeveer 5 minuten.

2. Voeg de champignons toe en kook tot ze hun sappen vrijgeven en zacht worden, ongeveer 5-7 minuten.

3. Roer de bouillon erdoor en breng aan de kook.

4. Roer de slagroom, tijm, zout en peper erdoor. Laat 5 minuten sudderen.

5. Roer het maïzenamengsel erdoor en kook tot de saus dikker wordt, ongeveer 2-3 minuten.

6. Serveer warm bij vlees of pasta.

Voeding (per portie):

- Calorieën: 250

- Eiwit: 4 g

- Koolhydraten: 10 g

- Vet: 22 g

- Vezels: 1 g

- Natrium: 400 mg

***Verdikte romige broccoli- en cheddarsoep***

Voorbereidingstijd: 15 minuten

Kooktijd: 30 minuten

Porties: 4

Ingrediënten:

- 2 eetlepels boter

- 1 ui, gehakt

- 3 teentjes knoflook, fijngehakt

- 4 kopjes broccoliroosjes

- 4 kopjes kippen- of groentebouillon

- 1 kopje slagroom

- 1 kop geraspte cheddarkaas

- Zout en peper naar smaak

- 2 eetlepels maizena gemengd met 2 eetlepels koud water (voor verdikking)

Routebeschrijving:

1. Smelt de boter in een grote pan op middelhoog vuur. Voeg de ui en knoflook toe en bak tot ze zacht zijn, ongeveer 5 minuten.

2. Voeg broccoli en bouillon toe. Breng aan de kook, zet het vuur lager en laat sudderen tot de broccoli gaar is, ongeveer 15 minuten.

3. Gebruik een staafmixer om de soep glad te mixen.

4. Roer de slagroom, geraspte cheddarkaas, zout en peper erdoor. Verwarm door tot de kaas gesmolten is.

5. Roer het maïzenamengsel erdoor en kook tot de soep dikker wordt, ongeveer 5 minuten.

6. Serveer warm.

Voeding (per portie):

- Calorieën: 400

- Eiwit: 15 g

- Koolhydraten: 20 g

- Vet: 30 g

- Vezels: 4g

- Natrium: 700 mg

**Hoofdstuk 5:**

## ZACHTE EN VOCHTIGE DESSERTS

### *Gemakkelijk te slikken bananenpudding*

Voorbereidingstijd: 15 minuten

Koeltijd: 2 uur

Porties: 6

 Ingrediënten:

- 2 kopjes volle melk

- 1/2 kopje kristalsuiker

- 1/4 kop maizena

- 1/4 theelepel zout

- 3 eierdooiers

- 1 theelepel vanille-extract

- 3 rijpe bananen, in plakjes gesneden

- Slagroom voor de topping (optioneel)

Routebeschrijving:

1. Klop in een middelgrote pan melk, suiker, maizena en zout samen. Kook op middelhoog vuur, onder voortdurend roeren, tot het mengsel dikker wordt en begint te koken.

2. Klop de eidooiers in een kleine kom. Voeg geleidelijk een kleine hoeveelheid van het hete melkmengsel toe om de eieren te tempereren en giet het eimengsel vervolgens terug in de pan.

3. Laat nog 2 minuten koken, onder voortdurend roeren, tot de pudding dik en glad is.

4. Haal van het vuur en roer het vanille-extract erdoor.

5. Leg plakjes banaan en pudding in serveerschalen.

6. Zet het minimaal 2 uur in de koelkast voordat u het serveert. Eventueel afwerken met slagroom.

Voeding (per portie):

- Calorieën: 200

- Eiwit: 4 g

- Koolhydraten: 38 g

- Vet: 4 g

- Vezels: 1 g

- Natrium: 150 mg

---

### *Vochtige en zachte chocolademousse*

Bereidingstijd: 20 minuten

Koeltijd: 2 uur

Porties: 6

Ingrediënten:

- 1 kopje slagroom

- 4 oz halfzoete chocolade, gehakt

- 2 eetlepels suiker

- 2 grote eieren, gescheiden

- 1 theelepel vanille-extract

Routebeschrijving:

1. Verwarm in een middelgrote pan een half kopje slagroom tot het net kookt. Haal van het vuur en voeg de gehakte chocolade toe, roer tot het gesmolten en glad is.

2. Klop de suiker, de eidooiers en het vanille-extract erdoor tot alles goed gemengd is.

3. Klop de eiwitten in een aparte kom tot er stijve pieken ontstaan.

4. Spatel de eiwitten door het chocolademengsel tot ze volledig zijn opgenomen.

5. Klop in een andere kom de resterende 1/2 kop slagroom op tot er zachte pieken ontstaan en meng deze door het chocolademengsel.

6. Schep de mousse in serveerschalen en zet deze minimaal 2 uur in de koelkast voordat u deze serveert.

Voeding (per portie):

- Calorieën: 250

- Eiwit: 4 g

- Koolhydraten: 20 g

- Vet: 20 g

- Vezels: 2 g

- Natrium: 50 mg

### *Zachte en romige rijstpudding*

Bereidingstijd: 10 minuten

Kooktijd: 30 minuten

Porties: 4

Ingrediënten:

- 1/2 kopje Arborio-rijst

- 4 kopjes volle melk

- 1/4 kop kristalsuiker

- 1 theelepel vanille-extract

- 1/4 theelepel zout

- 1/2 theelepel gemalen kaneel (optioneel)

- Rozijnen ter garnering (optioneel)

Routebeschrijving:

1. Meng rijst, melk, suiker, vanille-extract en zout in een middelgrote pan.

2. Kook op middelhoog vuur, onder regelmatig roeren, tot het mengsel dikker wordt en de rijst gaar is, ongeveer 30 minuten.

3. Haal van het vuur en laat iets afkoelen.

4. Serveer warm of gekoeld, bestrooid met gemalen kaneel en eventueel gegarneerd met rozijnen.

Voeding (per portie):

- Calorieën: 250

- Eiwit: 7 g

- Koolhydraten: 45 g

- Vet: 5 g

- Vezels: 1 g

- Natrium: 200 mg

## *Malse appel-kaneelbroodpudding*

Voorbereidingstijd: 15 minuten

Kooktijd: 40 minuten

Porties: 6

Ingrediënten:

- 4 kopjes in blokjes gesneden brood (bij voorkeur een dag oud)

- 2 appels, geschild, klokhuis verwijderd en in stukjes gesneden

- 2 kopjes volle melk

- 1/2 kopje kristalsuiker

- 2 grote eieren

- 1 theelepel vanille-extract

- 1 theelepel gemalen kaneel

- 1/4 theelepel gemalen nootmuskaat

Routebeschrijving:

1. Verwarm de oven voor op 175°C. Vet een ovenschaal in.

2. Combineer broodblokjes en gehakte appels in een grote kom.

3. Klop in een andere kom melk, suiker, eieren, vanille-extract, kaneel en nootmuskaat samen.

4. Giet het melkmengsel over het brood en de appels, al roerend om te combineren.

5. Breng het mengsel over naar de voorbereide ovenschaal en laat het 10 minuten staan om te weken.

6. Bak gedurende 40 minuten, of tot de pudding gestold is en de bovenkant goudbruin is.

7. Serveer warm.

Voeding (per portie):

- Calorieën: 300

- Eiwit: 8 g

- Koolhydraten: 50 g

- Vet: 8 g

- Vezels: 3 g

- Natrium: 200 mg



## *Zachte en luchtige aardbeiencheesecake*

Bereidingstijd: 20 minuten

Koeltijd: 4 uur

Porties: 8

Ingrediënten:

- 1 1/2 kopjes graham crackerkruimels

- 1/4 kop kristalsuiker

- 1/2 kop boter, gesmolten

- 16 oz roomkaas, verzacht

- 1 kop poedersuiker

- 1 theelepel vanille-extract

- 1 kopje slagroom

- 1 kopje verse aardbeien, gepureerd

Routebeschrijving:

1. Meng de crackerkruimels van Graham, de kristalsuiker en de gesmolten boter in een middelgrote kom. Druk het mengsel op de bodem van een springvorm, zodat er een korst ontstaat.

2. Klop de roomkaas in een grote kom glad. Voeg poedersuiker en vanille-extract toe en klop tot alles goed gemengd is.

3. Klop de slagroom in een aparte kom tot er stijve pieken ontstaan. Spatel de slagroom voorzichtig door het roomkaasmengsel.

4. Vouw de gepureerde aardbeien erdoor tot ze volledig zijn opgenomen.

5. Giet het mengsel over de korst en strijk de bovenkant glad.

6. Zet minimaal 4 uur in de koelkast, of tot het is uitgehard.

7. Serveer gekoeld.

Voeding (per portie):

- Calorieën: 450

- Eiwit: 5 g

- Koolhydraten: 35 g

- Vet: 35 g

- Vezels: 1 g

- Natrium: 300 mg

### *Zachte en vochtige carrotcake cupcakes*

Bereidingstijd: 20 minuten

Kooktijd: 20 minuten

Porties: 12 cupcakes

Ingrediënten:

- 1 1/2 kopjes bloem voor alle doeleinden

- 1 theelepel zuiveringszout

- 1 theelepel gemalen kaneel

- 1/2 theelepel gemalen nootmuskaat

- 1/2 theelepel zout

- 2 grote eieren

- 1 kopje kristalsuiker

- 1/2 kop plantaardige olie

- 1/4 kopje ongezoete appelmoes

- 1 theelepel vanille-extract

- 1 1/2 kopjes fijn geraspte wortels

- 1/2 kop gemalen ananas, uitgelekt

- 1/2 kop gehakte walnoten (optioneel)

- 8 oz roomkaas, verzacht

- 1/4 kop ongezouten boter, verzacht

- 2 kopjes poedersuiker

- 1 theelepel vanille-extract

Routebeschrijving:

1. Verwarm de oven voor op 175°C. Bekleed een muffinvorm met cupcakevormpjes.

2. Meng in een kom bloem, zuiveringszout, kaneel, nootmuskaat en zout.

3. Klop in een andere kom de eieren en kristalsuiker dik en bleek. Voeg olie, appelmoes en vanille-extract toe; mix tot alles goed gemengd is.

4. Voeg geleidelijk de droge ingrediënten toe aan de natte ingrediënten en meng tot ze net gemengd zijn. Vouw geraspte wortels, ananas en walnoten erdoor (indien gebruikt).

5. Verdeel het beslag gelijkmatig over de cupcakevormpjes. Bak gedurende 18-20 minuten, of totdat een tandenstoker die in het midden wordt gestoken er schoon uitkomt. Laat volledig afkoelen.

6. Klop voor het glazuur de roomkaas en de boter tot een gladde massa. Voeg geleidelijk poedersuiker en vanille-extract toe en klop tot het licht en luchtig is.

7. Frost de afgekoelde cupcakes en serveer.

 Voeding (per cupcake):

- Calorieën: 300

- Eiwit: 4 g

- Koolhydraten: 40 g

- Vet: 15 g

- Vezels: 1 g

- Natrium: 200 mg

---

### Romige Vanille Panna Cotta

Bereidingstijd: 10 minuten

Koeltijd: 4 uur

Porties: 4

Ingrediënten:

- 1 kopje volle melk

- 1 kopje slagroom

- 1/3 kopje kristalsuiker

- 1 theelepel vanille-extract

- 1 pakje (1 eetlepel) gelatine zonder smaak

- 2 eetlepels koud water

- Verse bessen ter garnering (optioneel)

Routebeschrijving:

1. Meng melk, slagroom en suiker in een pan. Verhit op middelhoog vuur tot de suiker oplost en het mengsel heet maar niet kookt.

2. Haal van het vuur en roer het vanille-extract erdoor.

3. Strooi de gelatine in een kleine kom over koud water en laat 5 minuten staan om te bloeien.

4. Roer het gelatinemengsel door het hete melkmengsel tot het volledig is opgelost.

5. Giet het mengsel in serveerschalen en zet het minimaal 4 uur in de koelkast, of tot het stevig is.

6. Serveer gekoeld, eventueel gegarneerd met verse bessen.

Voeding (per portie):

- Calorieën: 250

- Eiwit: 5 g

- Koolhydraten: 20 g

- Vet: 20 g

- Vezels: 0 g

- Natrium: 50 mg

## Gemakkelijk te kauwen bosbessenschoenmaker

Voorbereidingstijd: 15 minuten

Kooktijd: 40 minuten

Porties: 6

Ingrediënten:

- 4 kopjes verse of bevroren bosbessen

- 1/2 kopje kristalsuiker

- 1 eetlepel citroensap

- 1 theelepel citroenschil

- 1 kopje bloem voor alle doeleinden

- 1/2 kopje kristalsuiker

- 1 theelepel bakpoeder

- 1/2 theelepel zout

- 1/2 kopje melk

- 1/4 kopje ongezouten boter, gesmolten

Routebeschrijving:

1. Verwarm de oven voor op 190°C. Vet een ovenschaal in.

2. Meng bosbessen, 1/2 kopje suiker, citroensap en citroenschil in een kom. Giet in de voorbereide ovenschaal.

3. Meng in een andere kom bloem, 1/2 kopje suiker, bakpoeder en zout. Roer de melk en de gesmolten boter erdoor tot alles net gemengd is.

4. Schep lepels beslag over de bosbessen en verdeel het zachtjes zodat het grootste deel van het fruit bedekt is.

5. Bak gedurende 35-40 minuten, of tot de bovenkant goudbruin is en de bosbessen bubbelen.

6. Serveer warm, eventueel met een bolletje vanille-ijs.

Voeding (per portie):

- Calorieën: 300

- Eiwit: 3 g

- Koolhydraten: 55 g

- Vet: 10 g

- Vezels: 4g

- Natrium: 200 mg

Voorbereidingstijd: 15 minuten

Kooktijd: 35 minuten

Porties: 12

Ingrediënten:

- 1 kopje bloem voor alle doeleinden

- 1/2 kop ongezouten boter, verzacht

- 1/4 kop poedersuiker

- 1 kopje kristalsuiker

- 2 grote eieren

- 2 eetlepels bloem voor alle doeleinden

- 1/2 theelepel bakpoeder

- 1/4 kopje citroensap

- 1 eetlepel citroenschil

- Poedersuiker om te bestuiven

Routebeschrijving:

1. Verwarm de oven voor op 175°C. Vet een ovenschaal van 8x8 inch in.

2. Meng in een kom 1 kopje bloem, boter en 1/4 kopje poedersuiker tot er een deeg ontstaat. Druk in de bodem van de voorbereide ovenschaal.

3. Bak gedurende 15 minuten, of tot ze licht goudbruin zijn. Haal uit de oven en zet opzij.

4. Klop in een andere kom kristalsuiker, eieren, 2 eetlepels bloem, bakpoeder, citroensap en citroenschil tot een gladde massa.

5. Giet het citroenmengsel over de gebakken korst.

6. Bak nog eens 20 minuten, of tot de citroenlaag stevig is geworden.

7. Laat volledig afkoelen en bestrooi met poedersuiker voordat je het in repen snijdt.

Voeding (per portie):

- Calorieën: 180

- Eiwit: 2 g

- Koolhydraten: 28 g

Vet: 7 g

- Vezels: 0 g

- Natrium: 80 mg

---

### *Vochtig en mals pompoenbrood*

Voorbereidingstijd: 15 minuten

Kooktijd: 60 minuten

Porties: 10

Ingrediënten:

- 1 3/4 kopjes bloem voor alle doeleinden

- 1 theelepel zuiveringszout

- 1/2 theelepel zout

- 1/2 theelepel gemalen kaneel

- 1/4 theelepel gemalen nootmuskaat

- 1/4 theelepel gemalen kruidnagel

- 1/2 kopje ongezouten boter, verzacht

- 1 kopje kristalsuiker

- 2 grote eieren

- 1 kop pompoenpuree uit blik

- 1/4 kopje melk

- 1 theelepel vanille-extract

Routebeschrijving:

1. Verwarm de oven voor op 175°C. Vet een broodvorm van 9x5 inch in.

2. Meng in een kom bloem, zuiveringszout, zout, kaneel, nootmuskaat en kruidnagel.

3. Klop in een andere kom de boter en de suiker romig. Voeg de eieren één voor één toe en klop goed na elke toevoeging.

4. Meng pompoenpuree, melk en vanille-extract.

5. Voeg geleidelijk de droge ingrediënten toe aan de natte ingrediënten en meng tot ze net gemengd zijn.

6. Giet het beslag in de voorbereide bakvorm en strijk de bovenkant glad.

7. Bak gedurende 60 minuten, of totdat een tandenstoker die je in het midden steekt er schoon uitkomt.

8. Laat 10 minuten afkoelen in de pan en breng het dan over naar een rooster om volledig af te koelen.

Voeding (per portie):

- Calorieën: 250

- Eiwit: 4 g

- Koolhydraten: 38 g

- Vet: 10 g

- Vezels: 2 g

- Natrium: 200 mg



Bereidingstijd: 10 minuten

Koeltijd: 30 minuten

Porties: 4

Ingrediënten:

- 2 rijpe avocado's, geschild en ontpit

- 1/2 kop ongezoet cacaopoeder

- 1/2 kopje ahornsiroop of honing

- 1/4 kopje amandelmelk (of andere melk naar keuze)

- 1 theelepel vanille-extract

- Snufje zout

- Verse bessen of muntblaadjes voor garnering (optioneel)

Routebeschrijving:

1. Meng avocado's, cacaopoeder, ahornsiroop (of honing), amandelmelk, vanille-extract en zout in een keukenmachine.

2. Meng tot een glad en romig mengsel.

3. Schep de mousse in serveerschalen en zet deze minimaal 30 minuten in de koelkast voordat u deze serveert.

4. Garneer indien gewenst met verse bessen of muntblaadjes.

 Voeding (per portie):

- Calorieën: 250

- Eiwit: 3 g

- Koolhydraten: 40 g

- Vet: 14 g

- Vezels: 7 g

- Natrium: 50 mg

***Zachte en luchtige kokosmakarons***

Bereidingstijd: 10 minuten

Kooktijd: 20 minuten

Porties: 12

Ingrediënten:

- 3 kopjes geraspte kokosnoot (gezoet of ongezoet)

- 1/2 kopje gezoete gecondenseerde melk

- 1 theelepel vanille-extract

- 2 grote eiwitten

- 1/4 theelepel zout

Routebeschrijving:

1. Verwarm de oven voor op 165°C. Bekleed een bakplaat met bakpapier.

2. Meng in een grote kom geraspte kokosnoot, gezoete gecondenseerde melk en vanille-extract tot alles goed gemengd is.

3. Klop in een andere kom het eiwit en het zout tot er stijve pieken ontstaan.

4. Spatel de eiwitten voorzichtig door het kokosmengsel.

5. Laat eetlepels van het mengsel op de voorbereide bakplaat vallen.

6. Bak gedurende 18-20 minuten, of tot de bitterkoekjes goudbruin zijn.

7. Laat volledig afkoelen op een rooster.

Voeding (per bitterkoekje):

- Calorieën: 140

- Eiwit: 2 g

- Koolhydraten: 20 g

Vet: 7 g

- Vezels: 3 g

- Natrium: 50 mg



Bereidingstijd: 10 minuten

Koeltijd: 1 uur

Porties: 4

Ingrediënten:

- 4 rijpe perziken, geschild en in plakjes gesneden

- 1/2 kopje frambozensaus (in de winkel gekocht of zelfgemaakt)

- 1 kopje vanille-ijs of Griekse yoghurt

- Verse frambozen ter garnering (optioneel)

- Muntblaadjes ter garnering (optioneel)

Routebeschrijving:

1. Schik perzikplakken in serveerschalen.

2. Druppel frambozensaus over de perziken.

3. Maak af met een bolletje vanille-ijs of Griekse yoghurt.

4. Garneer eventueel met verse frambozen en muntblaadjes.

5. Zet het 1 uur in de koelkast voordat je het serveert.

Voeding (per portie):

- Calorieën: 150

- Eiwit: 3 g

- Koolhydraten: 30 g

- Vet: 2 g

- Vezels: 3 g

- Natrium: 30 mg



Voorbereidingstijd: 15 minuten

Kooktijd: 60 minuten

Porties: 10

Ingrediënten:

- 2 kopjes All-purpose Flour

- 1 theelepel zuiveringszout

- 1/2 theelepel zout

- 1/2 theelepel gemalen kaneel

- 1/2 kop ongezouten boter, verzacht

- 1 kopje kristalsuiker

- 2 grote eieren

- 1 theelepel vanille-extract

- 4 rijpe bananen, gepureerd

- 1/4 kopje melk

- 8 oz roomkaas, verzacht

- 1/4 kop ongezouten boter, verzacht

- 2 kopjes poedersuiker

- 1 theelepel vanille-extract

Routebeschrijving:

1. Verwarm de oven voor op 175°C. Vet een broodvorm van 9x5 inch in.

2. Meng in een kom bloem, zuiveringszout, zout en kaneel.

3. Klop in een andere kom de boter en de suiker romig. Voeg de eieren één voor één toe en klop goed na elke toevoeging.

4. Meng het vanille-extract, geprakte bananen en melk erdoor.

5. Voeg geleidelijk de droge ingrediënten toe aan de natte ingrediënten en meng tot ze net gemengd zijn.

6. Giet het beslag in de voorbereide bakvorm en strijk de bovenkant glad.

7. Bak gedurende 60 minuten, of totdat een tandenstoker die je in het midden steekt er schoon uitkomt.

8. Laat 10 minuten afkoelen in de pan en breng het dan over naar een rooster om volledig af te koelen.

9. Klop voor het glazuur de roomkaas en de boter tot een gladde massa. Voeg geleidelijk poedersuiker en vanille-extract toe en klop tot het licht en luchtig is.

10. Frost het afgekoelde bananenbrood en serveer.

Voeding (per portie):

- Calorieën: 400

- Eiwit: 5 g

- Koolhydraten: 60 g

- Vet: 15 g

- Vezels: 2 g

- Natrium: 300 mg

## *Zachte en romige tiramisu*

Voorbereidingstijd: 30 minuten

Koeltijd: 4 uur

Porties: 8

Ingrediënten:

- 1 kopje slagroom

- 8 oz mascarponekaas

- 1/2 kopje kristalsuiker

- 1 theelepel vanille-extract

- 1 1/2 kopjes sterke koffie, gekoeld

- 2 eetlepels koffielikeur (optioneel)

- 24 lange vingerskoekjes

- Ongezoet cacaopoeder om te bestuiven

Routebeschrijving:

1. Klop de slagroom in een kom tot er stijve pieken ontstaan. Opzij zetten.

2. Klop in een andere kom de mascarponekaas, suiker en vanille-extract tot een gladde en romige massa.

3. Spatel de slagroom door het mascarponemengsel.

4. Meng de gekoelde koffie en koffielikeur (indien gebruikt) in een ondiepe schaal.

5. Dompel elke lange vinger kort in het koffiemengsel en leg een enkele laag op de bodem van een schaal van 9x9 inch.

6. Verdeel de helft van het mascarponemengsel over de lange vingers.

7. Herhaal met nog een laag gedompelde lange vingers en het resterende mascarponemengsel.

8. Bestrooi de bovenkant met ongezoet cacaopoeder.

9. Zet het minstens 4 uur in de koelkast, of tot het stevig is, voordat je het serveert.

Voeding (per portie):

- Calorieën: 350

- Eiwit: 5 g

- Koolhydraten: 30 g

- Vet: 25 g

- Vezels: 1 g

- Natrium: 100 mg



## *Vochtige en zachte Red Velvet Cupcakes*

Bereidingstijd: 20 minuten

Kooktijd: 20 minuten

Porties: 12 cupcakes

Ingrediënten:

- 1 1/4 kopjes bloem voor alle doeleinden

- 1 kopje kristalsuiker

- 1 eetlepel ongezoet cacaopoeder

- 1/2 theelepel zuiveringszout

- 1/2 theelepel zout

- 1 groot ei

- 3/4 kop plantaardige olie

- 1/2 kop karnemelk

- 1 eetlepel rode kleurstof

- 1 theelepel vanille-extract

- 1/2 theelepel witte azijn

- 8 oz roomkaas, verzacht

- 1/4 kop ongezouten boter, verzacht

- 2 kopjes poedersuiker

- 1 theelepel vanille-extract

Routebeschrijving:

1. Verwarm de oven voor op 175°C. Bekleed een muffinvorm met cupcakevormpjes.

2. Zeef de bloem, suiker, cacaopoeder, zuiveringszout en zout in een kom.

3. Klop in een andere kom het ei, de olie, de karnemelk, de rode kleurstof, het vanille-extract en de azijn door elkaar.

4. Voeg geleidelijk de droge ingrediënten toe aan de natte ingrediënten en meng tot ze net gemengd zijn.

5. Verdeel het beslag gelijkmatig over de cupcakevormpjes. Bak gedurende 18-20 minuten, of totdat een tandenstoker die in het midden wordt gestoken er schoon uitkomt. Laat volledig afkoelen.

6. Klop voor het glazuur de roomkaas en de boter tot een gladde massa. Voeg geleidelijk poedersuiker en vanille-extract toe en klop tot het licht en luchtig is.

7. Frost de afgekoelde cupcakes en serveer.

Voeding (per cupcake):

- Calorieën: 300

- Eiwit: 3 g

- Koolhydraten: 40 g

- Vet: 15 g

- Vezels: 0 g

- Natrium: 200 mg



## *Zachte en romige mangopudding*

Voorbereidingstijd: 15 minuten

Koeltijd: 2 uur

Porties: 4

Ingrediënten:

- 2 rijpe mango's, geschild en in stukjes gesneden

- 1/2 kop kokosmelk

- 1/4 kop kristalsuiker

- 1/2 kopje water

- 1 eetlepel niet-gearomatiseerde gelatine

- Verse muntblaadjes ter garnering (optioneel)

Routebeschrijving:

1. Pureer de mango's in een blender tot een gladde massa. Opzij zetten.

2. Meng kokosmelk, suiker en water in een kleine pan. Verwarm op middelhoog vuur tot de suiker is opgelost en haal dan van het vuur.

3. Strooi gelatine over het mengsel en roer tot het is opgelost.

4. Roer de mangopuree erdoor tot alles goed gemengd is.

5. Giet het mengsel in serveerschalen en zet het minimaal 2 uur in de koelkast, of tot het stevig is.

6. Garneer eventueel met verse muntblaadjes voor het serveren.

Voeding (per portie):

- Calorieën: 150

- Eiwit: 2 g

- Koolhydraten: 30 g

- Vet: 4 g

- Vezels: 2 g

- Natrium: 20 mg

## Zachte en luchtige pindakaaskoekjes

Bereidingstijd: 15 minuten

Kooktijd: 10 minuten

Porties: 24 koekjes

Ingrediënten:

- 1 kopje romige pindakaas

- 1/2 kopje kristalsuiker

- 1/2 kop bruine suiker, verpakt

- 1 groot ei

- 1 theelepel vanille-extract

- 1 theelepel zuiveringszout

- 1/4 theelepel zout

Routebeschrijving:

1. Verwarm de oven voor op 175°C. Bekleed een bakplaat met bakpapier.

2. Klop de pindakaas, kristalsuiker en bruine suiker in een kom romig.

3. Voeg het ei en het vanille-extract toe en klop tot alles goed gemengd is.

4. Roer zuiveringszout en zout erdoor tot het deeg glad is.

5. Leg eetlepels deeg op de voorbereide bakplaat en druk ze een beetje plat met een vork.

6. Bak gedurende 10 minuten, of tot de randen licht goudbruin zijn. Laat een paar minuten afkoelen op de bakplaat voordat je het op een rooster legt om volledig af te koelen.

Voeding (per koekje):

- Calorieën: 100

- Eiwit: 2 g

- Koolhydraten: 10 g

- Vet: 6 g

- Vezels: 1 g

- Natrium: 90 mg



| Gemakkelijk te kauwen Trifle uit het Zwarte Woud |
| --- |

Bereidingstijd: 20 minuten

Koeltijd: 2 uur

Porties: 8

Ingrediënten:

- 1 chocoladetaartmix, bereid en gekoeld

- 1 blikje kersentaartvulling

- 2 kopjes slagroom of slagroomtopping

- 1/4 kop geraspte chocolade (optioneel)

- Verse kersen ter garnering (optioneel)

Routebeschrijving:

1. Snijd de bereide chocoladetaart in kleine blokjes.

2. Doe de helft van de cakeblokjes in een klein schaaltje of een grote glazen kom.

3. Schep de helft van de kersentaartvulling over de taart.

4. Verdeel de helft van de slagroom over de kersentaartvulling.

5. Herhaal de lagen met de resterende cake, kersentaartvulling en slagroom.

6. Strooi er geraspte chocolade over en garneer eventueel met verse kersen.

7. Zet minimaal 2 uur in de koelkast voordat je het serveert.

Voeding (per portie):

- Calorieën: 300

- Eiwit: 3 g

- Koolhydraten: 45 g

- Vet: 15 g

- Vezels: 2 g

- Natrium: 250 mg

## *Vochtig en heerlijk courgettebrood*

Voorbereidingstijd: 15 minuten

Kooktijd: 60 minuten

Porties: 10

Ingrediënten:

- 1 1/2 kopjes bloem voor alle doeleinden

- 1/2 theelepel bakpoeder

- 1/2 theelepel zuiveringszout

- 1/2 theelepel zout

- 1/2 theelepel gemalen kaneel

- 1/4 theelepel gemalen nootmuskaat

- 1/4 theelepel gemalen kruidnagel

- 1/2 kop plantaardige olie

- 1/2 kopje kristalsuiker

- 1/2 kop bruine suiker, verpakt

- 2 grote eieren

- 1 theelepel vanille-extract

- 1 1/2 kopjes geraspte courgette

- 1/2 kopje gehakte walnoten (optioneel)

Routebeschrijving:

1. Verwarm de oven voor op 175°C. Vet een broodvorm van 9x5 inch in.

2. Meng in een kom de bloem, bakpoeder, zuiveringszout, zout, kaneel, nootmuskaat en kruidnagel.

3. Klop in een andere kom de olie, kristalsuiker en bruine suiker romig. Voeg de eieren één voor één toe en klop goed na elke toevoeging.

4. Meng het vanille-extract en de geraspte courgette erdoor.

5. Voeg geleidelijk de droge ingrediënten toe aan de natte ingrediënten en meng tot ze net gemengd zijn. Vouw de walnoten erdoor als u deze gebruikt.

6. Giet het beslag in de voorbereide bakvorm en strijk de bovenkant glad.

7. Bak gedurende 60 minuten, of totdat een tandenstoker die je in het midden steekt er schoon uitkomt.

8. Laat 10 minuten afkoelen in de pan en breng het dan over naar een rooster om volledig af te koelen.

Voeding (per portie):

- Calorieën: 250

- Eiwit: 4 g

- Koolhydraten: 35 g

- Vet: 10 g

- Vezels: 2 g

- Natrium: 200 mg

# Hoofdstuk 6:

## VOEDZAME EN VERFRISSENDE DRANKEN

### *Romige en voedzame eiwitshake*

Bereidingstijd: 5 minuten

Porties: 1

Ingrediënten:

- 1 schepje eiwitpoeder (smaak naar keuze)

- 1 kopje ongezoete amandelmelk

- 1/2 banaan

- 1 eetlepel pindakaas of amandelboter

- 1/4 kop Griekse yoghurt

- 1 eetlepel honing of ahornsiroop

- IJsblokjes (optioneel)

Routebeschrijving:

1. Combineer alle ingrediënten in een blender.

2. Meng tot een glad en romig mengsel.

3. Voeg indien gewenst ijsblokjes toe en mix opnieuw tot de gewenste consistentie is bereikt.

4. Giet in een glas en geniet onmiddellijk.

Voeding (per portie):

- Calorieën: 300

- Eiwit: 25 g

- Koolhydraten: 30 g

- Vet: 10 g

- Vezels: 3g

- Natrium: 200 mg

Zachte en verfrissende fruitsmoothie

Bereidingstijd: 5 minuten

Porties: 1

 Ingrediënten:

- 1 kopje gemengde bessen (aardbeien, bosbessen, frambozen)

- 1/2 banaan

- 1/2 kop gewone Griekse yoghurt

- 1/2 kop sinaasappelsap

- 1 eetlepel honing of ahornsiroop

- IJsblokjes (optioneel)

Routebeschrijving:

1. Combineer alle ingrediënten in een blender.

2. Meng tot een glad en romig mengsel.

3. Voeg indien gewenst ijsblokjes toe en mix opnieuw tot de gewenste consistentie is bereikt.

4. Giet in een glas en geniet onmiddellijk.

Voeding (per portie):

- Calorieën: 200

- Eiwit: 10 g

- Koolhydraten: 40 g

- Vet: 1 g

- Vezels: 5 g

- Natrium: 50 mg

Romige smoothie met avocado en banaan

Bereidingstijd: 5 minuten

Porties: 1

Ingrediënten:

- 1/2 rijpe avocado

- 1/2 banaan

- 1 kopje spinazieblaadjes

- 1/2 kop amandelmelk

- 1 eetlepel honing of ahornsiroop

- IJsblokjes (optioneel)

Routebeschrijving:

1. Combineer alle ingrediënten in een blender.

2. Meng tot een glad en romig mengsel.

3. Voeg indien gewenst ijsblokjes toe en mix opnieuw tot de gewenste consistentie is bereikt.

4. Giet in een glas en geniet onmiddellijk.

Voeding (per portie):

- Calorieën: 250

- Eiwit: 5 g

- Koolhydraten: 30 g

- Vet: 15 g

- Vezels: 7 g

- Natrium: 100 mg

*Voedzaam groen detoxsap*

Bereidingstijd: 5 minuten

Porties: 1

Ingrediënten:

- 1 komkommer, geschild en in stukjes gesneden

- 2 stengels bleekselderij, fijngehakt

- 1 groene appel, zonder klokhuis en in stukjes gesneden

- 1 kopje spinazieblaadjes

- 1 eetlepel vers citroensap

- 1 kopje water of kokoswater

- IJsblokjes (optioneel)

Routebeschrijving:

1. Combineer alle ingrediënten in een blender.

2. Meng tot een gladde massa.

3. Giet het mengsel desgewenst door een fijnmazige zeef om het vruchtvlees te verwijderen.

4. Giet het in een glas en serveer het indien gewenst onmiddellijk met ijsblokjes.

Voeding (per portie):

- Calorieën: 100

- Eiwit: 2 g

- Koolhydraten: 25 g

- Vet: 1 g

- Vezels: 5 g

- Natrium: 50 mg

## *Romige en energieke koffiesmoothie*

Bereidingstijd: 5 minuten

Porties: 1

Ingrediënten:

- 1/2 kop gezette koffie, gekoeld

- 1/2 kop ongezoete amandelmelk

- 1/2 banaan

- 1 eetlepel amandelboter of pindakaas

- 1 eetlepel honing of ahornsiroop

- IJsblokjes (optioneel)

Routebeschrijving:

1. Combineer alle ingrediënten in een blender.

2. Meng tot een glad en romig mengsel.

3. Voeg indien gewenst ijsblokjes toe en mix opnieuw tot de gewenste consistentie is bereikt.

4. Giet in een glas en geniet onmiddellijk.

Voeding (per portie):

- Calorieën: 200

- Eiwit: 5 g

- Koolhydraten: 30 g

- Vet: 10 g

- Vezels: 3g

- Natrium: 50 mg

## Verfrissende watermeloen- en muntkoeler

Bereidingstijd: 10 minuten

Porties: 2

Ingrediënten:

- 4 kopjes in blokjes gesneden pitloze watermeloen

- 1/4 kop verse muntblaadjes

- 1 eetlepel vers limoensap

- 1 eetlepel honing of agavesiroop

- Ijsblokjes

- Takjes munt voor garnering (optioneel)

Routebeschrijving:

1. Meng in een blender de in blokjes gesneden watermeloen, muntblaadjes, limoensap en honing.

2. Meng tot een gladde massa.

3. Giet het mengsel door een fijnmazige zeef om eventuele pulp te verwijderen.

4. Giet het gezeefde sap in glazen gevuld met ijsblokjes.

5. Garneer eventueel met takjes munt en serveer onmiddellijk.

Voeding (per portie):

- Calorieën: 60

- Eiwit: 1 g

- Koolhydraten: 15 g

- Vet: 0 g

- Vezels: 1 g

- Natrium: 0 mg

Voedzame en romige chiazaadpudding

Voorbereidingstijd: 5 minuten (plus een nacht laten weken)

Porties: 2

 Ingrediënten:

- 1/4 kop chiazaden

- 1 kopje ongezoete amandelmelk

- 1 eetlepel honing of ahornsiroop

- 1/2 theelepel vanille-extract

- Vers fruit voor de topping (bijvoorbeeld bessen, gesneden banaan)

- Noten of zaden voor de topping (bijvoorbeeld amandelen, pompoenpitten)

Routebeschrijving:

1. Klop in een kom chiazaden, amandelmelk, honing en vanille-extract door elkaar.

2. Dek af en zet het een nacht, of minimaal 4 uur, in de koelkast tot het mengsel dikker wordt en een puddingachtige consistentie krijgt.

3. Roer goed voordat je het serveert en voeg indien gewenst meer amandelmelk toe om de consistentie aan te passen.

4. Verdeel de pudding in serveerschalen en garneer met vers fruit, noten of zaden.

Voeding (per portie):

- Calorieën: 150

- Eiwit: 4 g

- Koolhydraten: 20 g

- Vet: 6 g

- Vezels: 8 g

- Natrium: 80 mg

Bereidingstijd: 5 minuten

Porties: 1

Ingrediënten:

- 1 kopje Griekse yoghurt

- 1/2 kopje melk naar keuze (bijvoorbeeld amandelmelk, sojamelk)

- 1/2 banaan

- 1 eetlepel honing of ahornsiroop

- 1/2 theelepel vanille-extract

- IJsblokjes (optioneel)

 Routebeschrijving:

1. Combineer alle ingrediënten in een blender.

2. Meng tot een glad en romig mengsel.

3. Voeg indien gewenst ijsblokjes toe en mix opnieuw tot de gewenste consistentie is bereikt.

4. Giet in een glas en geniet onmiddellijk.

Voeding (per portie):

- Calorieën: 300

- Eiwit: 25 g

- Koolhydraten: 40 g

- Vet: 5 g

- Vezels: 2 g

- Natrium: 150 mg



## Energieke en voedzame groene smoothie

Bereidingstijd: 5 minuten

Porties: 1

Ingrediënten:

- 1 kopje spinazieblaadjes

- 1/2 rijpe avocado

- 1/2 banaan

- 1/2 kopje ananasstukjes

- 1 eetlepel chiazaad

- 1 kopje kokoswater

- IJsblokjes (optioneel)

Routebeschrijving:

1. Combineer alle ingrediënten in een blender.

2. Meng tot een gladde massa.

3. Voeg indien gewenst ijsblokjes toe en mix opnieuw tot de gewenste consistentie is bereikt.

4. Giet in een glas en geniet onmiddellijk.

Voeding (per portie):

- Calorieën: 250

- Eiwit: 5 g

- Koolhydraten: 30 g

- Vet: 15 g

- Vezels: 10 g

- Natrium: 150 mg



Bereidingstijd: 5 minuten

Porties: 2

Ingrediënten:

- 1 kop rijpe mangostukjes

- 1 kopje gewone Griekse yoghurt

- 1/2 kopje melk naar keuze (bijvoorbeeld amandelmelk, kokosmelk)

- 1 eetlepel honing of ahornsiroop

- 1/4 theelepel gemalen kardemom (optioneel)

- IJsblokjes (optioneel)

- Gesneden mango voor garnering (optioneel)

Routebeschrijving:

1. Meng mangostukjes, Griekse yoghurt, melk, honing en gemalen kardemom in een blender.

2. Meng tot een glad en romig mengsel.

3. Voeg indien gewenst ijsblokjes toe en mix opnieuw tot de gewenste consistentie is bereikt.

4. Giet het in glazen, garneer eventueel met gesneden mango en serveer onmiddellijk.

Voeding (per portie):

- Calorieën: 200

- Eiwit: 10 g

- Koolhydraten: 30 g

- Vet: 5 g

- Vezels: 2 g

- Natrium: 80 mg

Voedzame en romige havermout-smoothie

Bereidingstijd: 5 minuten

Porties: 1

Ingrediënten:

- 1/2 kop gerolde haver

- 1/2 banaan

- 1 eetlepel pindakaas of amandelboter

- 1 eetlepel honing of ahornsiroop

- 1/2 kop gewone Griekse yoghurt

- 1/2 kopje melk naar keuze (bijvoorbeeld amandelmelk, havermelk)

- IJsblokjes (optioneel)

- Snufje kaneel (optioneel)

Routebeschrijving:

1. Meng havermout, banaan, pindakaas, honing, Griekse yoghurt en melk in een blender.

2. Meng tot een glad en romig mengsel.

3. Voeg indien gewenst ijsblokjes toe en mix opnieuw tot de gewenste consistentie is bereikt.

4. Giet het in een glas, bestrooi eventueel met een snufje kaneel en serveer onmiddellijk.

Voeding (per portie):

- Calorieën: 350

- Eiwit: 15 g

- Koolhydraten: 50 g

- Vet: 10 g

- Vezels: 5 g

- Natrium: 100 mg



## *Verfrissend water met komkommer en citroen*

Bereidingstijd: 5 minuten (plus koeltijd)

Porties: 2

Ingrediënten:

- 4 kopjes water

- 1 komkommer, in dunne plakjes gesneden

- 1 citroen, in dunne plakjes gesneden

- Verse muntblaadjes

- IJsblokjes (optioneel)

Routebeschrijving:

1. Meng in een kruik water, plakjes komkommer, schijfjes citroen en verse muntblaadjes.

2. Laat het minimaal 1 uur in de koelkast staan, zodat de smaken kunnen intrekken.

3. Serveer indien gewenst met ijsblokjes.

Voeding (per portie):

- Calorieën: 0

- Eiwit: 0 g

- Koolhydraten: 0g

- Vet: 0 g

- Vezels: 0 g

- Natrium: 0 mg



## *Romige en voedzame amandelmilkshake*

Bereidingstijd: 5 minuten

Porties: 1

Ingrediënten:

- 1 kopje ongezoete amandelmelk

- 1/2 banaan

- 1 eetlepel amandelboter

- 1 eetlepel honing of ahornsiroop

- 1/2 theelepel vanille-extract

- IJsblokjes (optioneel)

Routebeschrijving:

1. Meng amandelmelk, banaan, amandelboter, honing en vanille-extract in een blender.

2. Meng tot een glad en romig mengsel.

3. Voeg indien gewenst ijsblokjes toe en mix opnieuw tot de gewenste consistentie is bereikt.

4. Giet het in een glas en serveer onmiddellijk.

Voeding (per portie):

- Calorieën: 250

- Eiwit: 5 g

- Koolhydraten: 30 g

- Vet: 12 g

- Vezels: 3g

- Natrium: 150 mg

## *Zachte en verfrissende bessensmoothie*

Bereidingstijd: 5 minuten

Porties: 1

Ingrediënten:

- 1/2 kop gemengde bessen (aardbeien, bosbessen, frambozen)

- 1/2 banaan

- 1/2 kop gewone Griekse yoghurt

- 1/2 kopje melk naar keuze (bijvoorbeeld amandelmelk, sojamelk)

- 1 eetlepel honing of ahornsiroop

- IJsblokjes (optioneel)

Routebeschrijving:

1. Meng in een blender gemengde bessen, banaan, Griekse yoghurt, melk en honing.

2. Meng tot een glad en romig mengsel.

3. Voeg indien gewenst ijsblokjes toe en mix opnieuw tot de gewenste consistentie is bereikt.

4. Giet het in een glas en serveer onmiddellijk.

Voeding (per portie):

- Calorieën: 200

- Eiwit: 10 g

- Koolhydraten: 35 g

- Vet: 2 g

- Vezels: 5 g

- Natrium: 50 mg



## *Voedzame en romige pindakaas-bananenshake*

Bereidingstijd: 5 minuten

Porties: 1

Ingrediënten:

- 1/2 banaan

- 1 eetlepel pindakaas

- 1 kopje melk naar keuze (bijvoorbeeld amandelmelk, koemelk)

- 1 eetlepel honing of ahornsiroop

- IJsblokjes (optioneel)

Routebeschrijving:

1. Meng banaan, pindakaas, melk en honing in een blender.

2. Meng tot een glad en romig mengsel.

3. Voeg indien gewenst ijsblokjes toe en mix opnieuw tot de gewenste consistentie is bereikt.

4. Giet het in een glas en serveer onmiddellijk.

Voeding (per portie):

- Calorieën: 300

- Eiwit: 10 g

- Koolhydraten: 40 g

- Vet: 12 g

- Vezels: 3g

- Natrium: 150 mg

## *Verfrissend en hydraterend kokoswater*

Bereidingstijd: 5 minuten

Porties: 1

Ingrediënten:

- 1 kopje kokoswater

- IJsblokjes (optioneel)

- Citroen- of limoenschijfjes ter garnering (optioneel)

- Muntblaadjes ter garnering (optioneel)

 Routebeschrijving:

1. Giet kokoswater in een glas.

2. Voeg indien gewenst ijsblokjes toe.

3. Garneer indien gewenst met schijfjes citroen of limoen en muntblaadjes.

4. Serveer onmiddellijk en geniet van het verfrissende drankje.

Voeding (per portie):

- Calorieën: 45

- Eiwit: 0 g

- Koolhydraten: 11 g

- Vet: 0 g

- Vezels: 0 g

- Natrium: 60 mg

***Romige en voedzame Griekse yoghurtsmoothie***

Bereidingstijd: 5 minuten

Porties: 1

Ingrediënten:

- 1/2 kopje Griekse yoghurt

- 1/2 kopje bevroren gemengde bessen (aardbeien, bosbessen, frambozen)

- 1/2 banaan

- 1 eetlepel honing of ahornsiroop

- 1/2 kopje melk naar keuze (bijvoorbeeld amandelmelk, koemelk)

- IJsblokjes (optioneel)

Routebeschrijving:

1. Meng in een blender Griekse yoghurt, bevroren gemengde bessen, banaan, honing en melk.

2. Meng tot een glad en romig mengsel.

3. Voeg indien gewenst ijsblokjes toe en mix opnieuw tot de gewenste consistentie is bereikt.

4. Giet het in een glas en serveer onmiddellijk.

Voeding (per portie):

- Calorieën: 250

- Eiwit: 15 g

- Koolhydraten: 40 g

- Vet: 4 g

- Vezels: 5 g

- Natrium: 90 mg



---

### *Energieke en voedzame Matcha Groene Thee Latte*

---

Bereidingstijd: 5 minuten

Porties: 1

Ingrediënten:

- 1 theelepel matcha groene theepoeder

- 1 kopje melk naar keuze (bijvoorbeeld amandelmelk, koemelk)

- 1 eetlepel honing of ahornsiroop

- IJsblokjes (optioneel)

Routebeschrijving:

1. Klop het matcha groene theepoeder met een beetje heet water in een kleine kom tot een gladde massa.

2. Meng het matchamengsel, de melk en de honing in een glas.

3. Roer goed tot alles gemengd is.

4. Voeg indien gewenst ijsblokjes toe om de latte af te koelen.

5. Serveer onmiddellijk en geniet van het verkwikkende drankje.

Voeding (per portie):

- Calorieën: 100

- Eiwit: 7 g

- Koolhydraten: 20 g

- Vet: 1 g

- Vezels: 1 g

- Natrium: 120 mg


## *Verfrissend en ontgiftend citroengemberwater*

Bereidingstijd: 5 minuten

Porties: 1

Ingrediënten:

- 1 kopje water

- 1/2 citroen, in dunne plakjes gesneden

- Een stuk gember van 1 inch, in dunne plakjes gesneden

- Verse muntblaadjes (optioneel)

- IJsblokjes (optioneel)

Routebeschrijving:

1. Meng in een glas water, schijfjes citroen en plakjes gember.

2. Voeg indien gewenst verse muntblaadjes toe.

3. Voeg indien gewenst ijsblokjes toe om het water te koelen.

4. Roer goed en laat het een paar minuten staan, zodat de smaken kunnen intrekken.

5. Serveer onmiddellijk en geniet van het verfrissende en ontgiftende drankje.

Voeding (per portie):

- Calorieën: 0

- Eiwit: 0 g

- Koolhydraten: 0g

- Vet: 0 g

- Vezels: 0 g

- Natrium: 0 mg

# Hoofdstuk 7

**CONCLUSIE**

***Je reis vieren met dysfagie***

Leven met dysfagie, een aandoening die het slikken beïnvloedt, kan unieke uitdagingen met zich meebrengen. Het is echter belangrijk om uw reis te erkennen en te vieren terwijl u door deze moeilijkheden heen navigeert. In dit hoofdstuk onderzoeken we manieren om je ervaringen te omarmen en onderweg vreugde te vinden.

1. Erken uw sterke punten:

Neem even de tijd om de kracht en veerkracht te erkennen die u heeft getoond bij het omgaan met dysfagie. Vier uw vermogen om u aan te passen en nieuwe manieren te vinden om van eten en drinken te genieten. Omarm de vooruitgang die je hebt geboekt en de lessen die je hebt geleerd.

2. Ontdek nieuwe culinaire ervaringen:

Hoewel dysfagie mogelijk aanpassingen in het dieet vereist, betekent dit niet dat u niet van heerlijke maaltijden kunt genieten. Ontdek recepten en technieken die aan uw behoeften voldoen, zoals gepureerd of zacht voedsel. Neem deel aan het creatieve proces van het bereiden van maaltijden en geniet van de smaken en texturen waar u blij van wordt.

3. Deel uw verhaal:

Overweeg om uw dysfagie-reis met anderen te delen. Of het nu via gesprekken met vrienden en familie is of door deel te nemen aan steungroepen, het delen van uw ervaringen kan het bewustzijn en begrip vergroten. Het kan ook anderen inspireren en aanmoedigen die soortgelijke uitdagingen doormaken.

4. Stel haalbare doelen:

Vier mijlpalen tijdens uw reis door haalbare doelen te stellen met betrekking tot uw dysfagiebeheer. Het kan zo simpel zijn als het uitproberen van nieuw voedsel of het succesvol voltooien van een slikoefening. Erken de vooruitgang die je hebt geboekt en vier elke stap voorwaarts.

5. Oefen zelfzorg:

Voor jezelf zorgen is cruciaal tijdens je reis naar dysfagie. Vier het door deel te nemen aan activiteiten die uw welzijn bevorderen, zoals het beoefenen van ontspanningstechnieken, het nastreven van hobby's of het zich overgeven aan zelfzorgrituelen. Vergeet niet om prioriteit te geven aan uw fysieke, emotionele en mentale gezondheid.

---

### *Laatste gedachten en aanmoediging*

---

Nu u het einde van deze gids bereikt, is het belangrijk om na te denken over uw reis met dysfagie en aanmoediging te vinden om verder te gaan. Vergeet niet dat u niet de enige bent die met deze uitdagingen wordt geconfronteerd, en dat er ondersteuning beschikbaar is om u te helpen bloeien. Dit laatste hoofdstuk bevat enkele slotgedachten en bemoedigende woorden.

1. Blijf positief en veerkrachtig:

Zorg voor een positieve instelling en concentreer u op uw sterke punten en prestaties. Erken dat het beheersen van dysfagie veerkracht en aanpassingsvermogen vereist, en vier de vooruitgang die u heeft geboekt.

Omarm de uitdagingen als kansen voor groei en vervolg uw reis met vastberadenheid.

2. Zoek steun en verbinding:

Vergeet niet om op uw ondersteuningsnetwerk te vertrouwen. Neem contact op met vrienden, familie en steungroepen om uw ervaringen te delen, advies te zoeken en emotionele steun te vinden. Verbinding maken met anderen die uw reis begrijpen, kan een gevoel van verbondenheid en aanmoediging geven.

3. Pleit voor jezelf:

Wees een pleitbezorger voor uw eigen behoeften en welzijn. Communiceer openlijk met uw zorgteam, uit uw zorgen en neem actief deel aan uw behandelplan. Uw inbreng en inzichten zijn waardevol bij het vormgeven van uw traject voor dysfagiebeheer.

4. Vier elke mijlpaal:

Neem de tijd om elke mijlpaal te vieren, hoe klein deze ook lijkt. Elke prestatie, of het nu gaat om het uitproberen van nieuw voedsel of het beheersen van een slikoefening, is een stap voorwaarts op je reis. Vier je vooruitgang en gebruik het als motivatie om vooruit te blijven gaan.

5. Omarm de vreugde van eten:

Hoewel dysfagie uitdagingen tijdens de maaltijden met zich mee kan brengen, moet u er rekening mee houden dat u vreugde vindt in het eten. Ontdek nieuwe smaken, geniet van elke hap en waardeer de voeding en het plezier dat eten met zich meebrengt. Concentreer u op de zintuiglijke ervaring en de verbindingen die deze met anderen tot stand brengt.

Kortom, uw reis met dysfagie is uniek en vereist geduld, doorzettingsvermogen en de bereidheid om nieuwe mogelijkheden te verkennen. Omarm de middelen die voor u beschikbaar zijn, blijf verbonden met anderen en vier gaandeweg uw vooruitgang. Met de tijd, het aanpassingsvermogen en de ondersteuning kun je voldoening en vreugde blijven vinden in je relatie met eten.

www.ingramcontent.com/pod-product-compliance
Lightning Source LLC
Chambersburg PA
CBHW061634250726

48659CB00004B/1217